Gewalt bei Paaren

Fortschritte der Psychotherapie
Band 94

Gewalt bei Paaren

Prof. Dr. Guy Bodenmann, Dr. Corinne Bodenmann-Kehl

Guy Bodenmann
Corinne Bodenmann-Kehl

Gewalt bei Paaren

hogrefe

Prof. Dr. Guy Bodenmann, geb. 1962. 1985–1991 Studium der Klinischen Psychologie, Allgemeinen und Angewandten Psychologie in Fribourg, Schweiz. 1991–1995 Wissenschaftlicher Mitarbeiter an der Universität Fribourg. 1995 Promotion. 1996–2007 Direktor des Instituts für Familienforschung und -beratung der Universität Fribourg. 1999 Habilitation. 2001 Assoziierter Professor für Klinische Beziehungspsychologie an der Universität Fribourg. Seit 2008 Ordinarius für Klinische Psychologie an der Universität Zürich.

Dr. Corinne Bodenmann-Kehl, geb. 1963. 1985–1991 Studium der Klinischen Psychologie, Allgemeinen und Angewandten Psychologie in Fribourg, Schweiz. 1992 Lizentiat. Wissenschaftliche Mitarbeiterin sowie Psychotherapeutin an der Universität Fribourg, 1999 Promotion. 1999 bis heute Psychotherapeutin und Paartherapeutin an der Hochschulambulanz (zuerst Fribourg, danach Zürich) sowie Ausbildnerin und Dozentin.

Bibliografische Information der Deutschen Nationalbibliothek
Die Deutsche Nationalbibliothek verzeichnet diese Publikation in der Deutschen Nationalbibliografie; detaillierte bibliografische Daten sind im Internet über http://dnb.dnb.de abrufbar.

Hogrefe Verlag GmbH & Co. KG
Merkelstraße 3
37085 Göttingen
Deutschland
Tel. +49 551 999 50 0
Fax +49 551 999 50 111
info@hogrefe.de
www.hogrefe.de

Satz: Sina-Franziska Mollenhauer, Hogrefe Verlag GmbH & Co. KG, Göttingen
Druck: mediaprint solutions GmbH, Paderborn
Printed in Germany
Auf säurefreiem Papier gedruckt

1. Auflage 2025

(E-Book-ISBN [PDF] 978-3-8409-3211-3; E-Book-ISBN [EPUB] 978-3-8444-3211-4)
ISBN 978-3-8017-3211-0
https://doi.org/10.1026/03211-000

Inhaltsverzeichnis

1 Beschreibung des Phänomens

Gewalt ist ein häufig tabuisiertes Thema in Paartherapien

In der Paartherapie begegnet man Themen wie Aggression und Gewalt bei hochstrittigen Paaren häufig. Aber auch allgemein stellt Gewalt bei Paaren ein wichtiges, jedoch häufig tabuisiertes Thema dar. Wird psychische Gewalt breit gefasst und werden darunter beispielsweise auch *Beleidigungen* („Du bist dick und faul"), *Abwertungen* („Ah, der Herr hat nicht mitbekommen, dass ich auch noch da bin") und *Provokationen* („Wie soll man bei so jemandem Lust auf Sex haben?") verstanden, betrifft es eine Mehrzahl der Paare in Therapie. Aber auch körperlicher Gewalt begegnet man oft.

Während einzelne Paare bereits in der ersten Sitzung Gewalt in der Problemanalyse thematisieren, sprechen andere Gewalt erst später an, wenn das Vertrauen zum Therapeuten bzw. zur Therapeutin[1] etabliert ist. Andere sprechen Gewalt überhaupt nicht an und deren Vorkommen kann aufgrund des Umgangs miteinander nur vermutet werden.

Vorgehen bei Verdacht auf Gewalt: Eine Gratwanderung

Gewalt ist ein heikles Thema, weil es in vielen Fällen eine Gratwanderung bedeutet und es alles andere als klar ist, wie man sich als Therapeut:in verhalten soll. Soll man Beobachtungen oder Vermutungen in Bezug auf Gewalt proaktiv ansprechen? Wie soll man vorgehen, wenn einer der beiden Partner:innen das Thema konsequent negiert? Wann und in welchen Fällen sollen Behörden eingeschaltet werden?

Oftmals steht Gewalt zudem mit anderen Faktoren wie Persönlichkeitsstörungen (z. B. antisoziale oder Borderline-Persönlichkeitsstörung), problematischem Alkohol- oder Drogenkonsum oder Abhängigkeitsstörungen, Depressionen oder sexuellen Funktionsstörungen im Zusammenhang.

Es gilt zu klären: Wo sollte Therapie ansetzen?

Entsprechend wichtig ist es, bei Gewalt in der Partnerschaft diagnostisch sorgfältig abzuklären, (1) wo und bei wem therapeutisch anzusetzen ist und (2) ob direkt bei der Gewalt (primäre Indikation) oder eher bei den gewaltfördernden oder gewaltauslösenden Bedingungen innerhalb der Paarbeziehung respektive bei der jeweiligen Persönlichkeit der Partner:innen (sekundäre Indikation) angesetzt werden sollte. Je nach Ergebnis der funktionalen Bedingungsanalyse (mithilfe des SORCK-Modells) ist ein anderer therapeu-

1 Bei allen Nennungen von Personen sind immer Frauen, Männer, trans Frauen, trans Männer und non-binäre Personen gemeint. Um der besseren Lesbarkeit des Textes willen werden jedoch unterschiedliche Schreibweisen genutzt: weibliche und männliche Form, Gender-Doppelpunkt und an einigen Stellen auch das generische Maskulinum.

tischer Ansatzpunkt erforderlich und die Paartherapie entsprechend anzupassen oder in Kombination mit einer Individualtherapie oder flankierenden polizeilichen Maßnahmen zu gestalten.

1.1 Definition von Gewalt bei Paaren

Gewalt bei Paaren zählt zu häuslicher Gewalt

Gewalt bei Paaren wird als Teilmenge und gleichzeitig hauptsächliche Komponente der *häuslichen Gewalt* verstanden, welche vom Europarat (2011) wie folgt definiert wird:

Definition: Häusliche Gewalt

Unter den Begriff „häusliche Gewalt" fallen „[...] alle Handlungen körperlicher, sexueller, psychischer oder wirtschaftlicher Gewalt, die innerhalb der Familie oder des Haushalts oder zwischen früheren oder derzeitigen Eheleuten oder Partnerinnen beziehungsweise Partnern vorkommen, unabhängig davon, ob der Täter beziehungsweise die Täterin denselben Wohnsitz wie das Opfer hat oder hatte" (Istanbul-Konvention 0.311.35, Art. 3b; Europarat, 2011).

Ziel ist Schädigung der Integrität des anderen

Die Gewalt bei Paaren ist eine Form der *interpersonellen Gewalt* mit dem Ziel, durch Worte oder Handlungen den Partner bzw. die Partnerin und dessen bzw. deren körperliche, psychische oder sexuelle Integrität zu beeinträchtigen.

Häusliche Gewalt hat viele Gesichter

Meist wird bei Gewalt in Partnerschaften an offene physische Gewalt (z. B. Handgreiflichkeiten) gedacht. Häusliche Gewalt ist jedoch vielfältiger und weist unterschiedliche Formen auf, welche sich in klassischer Gewalt, gewaltsamem Widerstand, intimem Terrorismus oder koersiver Kontrolle äußern können (Johnson & Ferraro, 2000). Gewalt kann zudem als Missbrauch, Misshandlung, Vernachlässigung oder in Form des Münchhausen-Stellvertreter-Syndroms[2] vorkommen.

1.2 Formen der Gewalt

Sechs Formen von Gewalt bei Paaren

Es können verschiedene Formen der Gewalt bei Paaren unterschieden werden, welche sowohl einzeln als auch kombiniert auftreten können (Kersten, 2020). Tabelle 1 gibt einen Überblick über die verschiedenen Gewaltformen, welche klassischerweise unterschieden werden (Eidgenössisches Büro

2 Dabei handelt es sich um das Phänomen, dass der Partner bzw. die Partnerin den anderen absichtlich krank macht oder seine bzw. ihre Genesung verhindert, um ein Helfersyndrom auszuleben, Anerkennung und Bewunderung von anderen zu erhalten, sich emotionale oder materielle Vorteile zu verschaffen, Macht über das Opfer auszuüben oder es zu schädigen und zu plagen.

für Gleichstellung von Frau und Mann [EBG], 2020a; Kersten, 2020; Postmus et al., 2020).

Tabelle 1: Formen von Gewalt bei Paaren

Physische Gewalt (Verletzung der physischen Integrität)	Grobes Anfassen, Schubsen, Stoßen, Schütteln, Anspucken, An-den-Haaren-Ziehen, Ohrfeigen, Treten, Schlagen, Würgen, Beißen, Kratzen, Bedrohen oder Verletzen mit Gegenständen oder Waffen, Fesseln, Verprügeln, Verbrühen, Verbrennen etc.
Psychische Gewalt (Verletzung der psychischen Integrität)	Einschüchterung, Demütigung, Erniedrigung, Bloßstellung, Herabsetzung, Nötigung, Drohungen, Verunglimpfung, Verleumdung, Erzeugung von Schuldgefühlen, eifersüchtiges Verhalten mit penetrantem Nachforschen und Nachstellen (Stalking), Cybermobbing, Zerstören von Gegenständen, die dem anderen lieb und teuer sind, oder Quälen von Haustieren respektive Gewalt gegenüber nahen Bezugspersonen des Partners bzw. der Partnerin. Diese Verhaltensweisen können sowohl im privaten als auch im öffentlichen Raum angedroht oder ausgeführt werden.
Sexuelle Gewalt (Verletzung der sexuellen Integrität)	Sexuelle Belästigung und Nötigung, aufdringliches Zu-nahe-Kommen, sexuell anzügliche Sprüche, unerwünschte Berührungen oder Küsse, Belästigung durch Entblößen oder das Zeigen von pornografischen Bildern, Filmen oder Geschlechtsteilen, ungewollte Berührungen im Intimbereich, Zwang zu sexuellen Praktiken, die man nicht möchte oder Zwang zu sexuellen Handlungen mit anderen Personen, versuchte oder ausgeführte Vergewaltigung, Zwang zur Prostitution etc.
Ökonomische Gewalt (Ausbeutung oder Einschränkung)	Beschlagnahmung von Einkünften des Partners bzw. der Partnerin, Ausnutzung der finanziellen Abhängigkeit des anderen, Verbot, arbeiten zu gehen oder Zwang zum Arbeiten, Unterbinden der Verfügungsgewalt über Finanzen, wirtschaftliche Ausbeutung des Partners bzw. der Partnerin durch Stehlen oder Verkaufen persönlicher Wertgegenstände.
Soziale Gewalt (Verletzung sozialer Rechte)	Einschränkung des sozialen Lebens durch Verbot oder Kontrolle von Familien- und Außenkontakten, einsperren, um soziale Kontakte zu verhindern, oder auch das Verbieten, eine Landessprache zu lernen, Freiheitsberaubung, Zwangsheirat etc.
Vernachlässigung (Verletzung der Fürsorge und emotionalen Bindung)	Wiederholte oder andauernde emotionale oder fürsorgliche Unterlassungen bei einem abhängigen Partner bzw. einer abhängigen Partnerin (z. B. aufgrund von Behinderung, Alter, psychischem Befinden).

Fallbeispiel: Sexuelle Gewalt

Das Paar ist seit zwei Jahren zusammen und lebt im selben Haushalt. Er ist 45 Jahre, sie 41 Jahre alt. Sie hat drei Kinder aus einer früheren Beziehung, ist seit vier Jahren geschieden und hat eine traumatische Kampfscheidung hinter sich. Er war ebenfalls geschieden, als sie sich kennenlernten. Seine Frau hatte ihn nach 15 Jahren Ehe vor fünf Jahren verlassen. Für beide waren diese Erfahrungen prägend und sie sehnen sich nach einer stabilen Beziehung.

Bei der Problemanalyse erzählt der Mann, dass er sich der neuen Partnerin emotional sehr nahe fühle und sie gerne heiraten möchte. Das Problem seien jedoch ihre sexuellen Präferenzen, die ihm sehr fremd wären, und mit denen er Mühe hätte. Sie möge SM-Sex und fordere diesen von ihm ein. Sie möge es sehr hart, mit Halsband, Peitschen, möchte Gruppensex und habe ihn schon mehrfach zu sexuellen SM-Treffen mit anderen mitgenommen.

Zuerst habe er beim SM-Sex mitgemacht, um sie nicht zu verlieren. Ihn widere diese Art der Sexualität jedoch an, die Szenen würden ihn im Schlaf verfolgen. Seit er diese Art von Sex erlebe, habe er Erektionsprobleme. Sie mache ihn deshalb lächerlich und er befürchte, dass sie ihn verlassen könnte. Im Streit habe sie dies bereits mehrfach angedroht.

Wie das Beispiel zeigt, geht sexuelle Gewalt häufig auch mit psychischer Gewalt einher, indem eine Person droht, die andere zu verlassen, wenn sie nicht mitspielt.

1.3 Typologien von Gewalt

Gewalttypologie nach Jacobson et al. (1995)

Eine wichtige Differenzierung im Hinblick auf Gewalt bei Paaren stellt die Gewalttypologie von Jacobson et al. (1995) dar. Die Autoren unterscheiden zwei Typen von gewalttätigen Partner:innen (vgl. Tabelle 2). Typ-II-Gewalt ist in der Paartherapie häufiger und lässt sich erfolgreicher behandeln als Typ-I-Gewalt.

Eine andere Typologie von Gewalt bei Paaren wurde von Holtzworth-Munroe und Stuart (1994) respektive Holtzworth-Munroe und Meehan (2004) vorgeschlagen, bei der ebenfalls allgemein Gewalttätige im Sinne des Typs I nach Jacobson et al. (1995) unterschieden werden, Typ II jedoch noch breiter gefasst wird und hierunter zudem dysphorische oder Borderline-Gewalttätige subsummiert werden.

Typ-II-Gewalt häufig bei Persönlichkeitsstörungen des Clusters B nach DSM-5 oder bei Personen mit Defiziten in der Impulskontrolle

Fallbeispiel: Typ-II-Gewalt, komorbid mit Persönlichkeitsstörung

Frau G., 27 Jahre alt, kommt in die Therapie wegen anhaltender Beziehungsprobleme. Bei ihr wird eine Borderline-Persönlichkeitsstörung diagnostiziert. Anamnestisch relevant ist ein sexueller Missbrauch durch einen Onkel. Sie wird im Rahmen einer individuellen Psychotherapie betreut, bei der auch regelmäßige Sitzungen mit ihr und ihrem aktuellen Partner stattfinden („We-Disease-Gespräche").

Seit rund einem Jahr ist Frau G. in einer On-off-Beziehung mit einem Mann, den sie als zu wenig verbindlich empfindet, aber dennoch als ihre große Liebe bezeichnet. Sie hat große Angst, dass er sie verlassen könnte. Da er nachts immer häufiger wegbleibt und sich Situationen häufen, in denen er sich „rarmacht", wie sie es nennt, vermutet sie Untreue und reagiert mit massiver Eifersucht. Sie unterstellt ihm, dass er sich mit anderen Frauen treffe, was er verneint. Er brauche nur ab und zu Distanz und möchte auch sein eigenes Leben nicht völlig vernachlässigen. Er empfinde sie als zu vereinnahmend. Diese konstante Nähe würde ihn ersticken.

Zusehends häufiger eskaliert die Situation. Beim letzten Konflikt hatte er ihr mitgeteilt, dass er eine neue Stelle in einer benachbarten Stadt antreten werde und sie sich nur noch jedes zweite Wochenende sehen würden, da die Distanz zum Pendeln zu groß und jedes Wochenende zu kommen für ihn zu anstrengend sei. Es sei auch möglich, die Beziehung ganz zu beenden, wenn sie das lieber hätte.

Auf diese Ankündigung hin, verlor die Patientin die Kontrolle. Sie habe sich von ihm zurückgestoßen, erniedrigt und gedemütigt gefühlt. Sie habe nun die Gewissheit, dass er nur darauf warte, sich von ihr zu trennen. Ein unbändiger Hass sei in ihr hochgestiegen. Sie hätte ihn am liebsten erwürgt.

Tabelle 2: Typ I und Typ II gewalttätiger Partner:innen (nach Jacobson et al., 1995, Darstellung nach Bodenmann, 2016, S. 253)

Typ-I-Gewalt	Typ-II-Gewalt
Keine oder geringe physiologische Erregung (Kaltblütigkeit)	Hohe physiologische Erregung mit Verlust der Impulskontrolle
Antisoziales, psychopathisches Persönlichkeitsprofil	Labiler, introvertierter Typus (hohe Stressreagibilität)
Keine Schuldgefühle und keine Reue, kein Mitleid und keine Empathie mit Opfer	Starke Schuld- und Schamgefühle, Selbstzweifel und Selbstverachtung
Allgemeine Tendenz zu Gewalt	Situationsspezifische Gewalt, meist infolge von paarinternem Stress
Defensiv-ängstlicher Typus	Kritisierender, nicht akzeptierender Typus
Geringe Scheidungsrate (aus Angst vor Reaktionen des anderen)	Hohe Scheidungsrate

Gewalttypologien bei Paaren unterscheiden übereinstimmend eine Form der reziproken Gewalt, die paarspezifisch auftritt

In Anlehnung an die Typologien von Jacobson et al. (1995) und Holtzworth-Munroe und Stuart (1994) sowie eigenen klinischen Erfahrungen schlagen wir drei Typen von Gewalt in Paarbeziehungen vor, welche vor allem paartherapeutisch relevant sind und in der funktionalen Bedingungsanalyse (SORCK) relativ rasch erkannt werden können (vgl. Tabelle 3).

Tabelle 3: Gewalttypen und Beziehungsaspekte

Typ A: Dyadische (reziproke) Gewalt	• Negative Reziprozität und Eskalation, welche durch beide Partner:innen mitverursacht wird. • *Kommunikationsstil des Paares:* Aggressiv-impulsive Kommunikation und Probleme bei der Impulskontrolle.
Typ B: „Dampfkessel" (aufgestaute Gewalt)	• Gewalttätige Person staut Aggression an („anger-in") und bei gewissen Auslösesituationen kommt es zur unkontrollierten Entladung der aufgestauten destruktiven Energie. • *Kommunikationsstil des Paares:* Vermeidender, schwelender oder passiv-aggressiver Konfliktstil mit späterer gewaltsamer Entladung.
Typ C: Gewaltaffine Persönlichkeit	• Nichtreaktive Form der Gewalt, da in der Persönlichkeit der gewalttätigen Person verortet. • Die Pathologie kann sich auf antisoziale, narzisstische Persönlichkeitszüge oder eine Borderline-Störung beziehen. Auch andere psychische Störungen können vorliegen. • Typ-C-Gewalt kann auch kulturelle Hintergründe haben. • *Kommunikationsstil des Paares:* Unabhängig vom Auftreten der Gewalt.

Typ-A-Gewalt bei Paaren in Therapie am häufigsten

Die drei Typen (A, B und C) werden nachfolgend anhand von drei Fallvignetten illustriert. Typ-A-Gewalt ist die häufigste Konstellation in Paartherapien. Dennoch erweisen sich auch langjährige Konfliktvermeidung sowie ein passiv-aggressiver oder schwelender Konfliktstil als problematisch. Das folgende Beispiel ist exemplarisch für reziproke oder dyadische Gewalt, zu der beide mit ihrem Verhalten beitragen und es beiden nicht gelingt, den Gewaltprozess zu stoppen.

Fallbeispiel: Typ-A-Gewalt

Das Paar (Partnerin A: 32 Jahre alt; Partnerin B: 31 Jahre alt) ist seit drei Jahren zusammen. Sie melden sich für eine Paartherapie an, weil sie in Konflikten jeweils heftig aneinandergeraten, wüste Wortwechsel stattfinden und es immer häufiger auch zu physischer Gewalt (Schubsen, Stoßen, Spucken) kommt. In der ersten Sitzung berichten sie, dass Partnerin A kürzlich „total ausgerastet" sei und ihre Partnerin mit Haushaltsgegenständen beworfen habe. Als Partnerin B sie besänftigen und in die Arme nehmen wollte, sei diese grob zurückgestoßen worden. Dabei habe sie zum ersten Mal richtig Angst bekommen.

Auslöser für solche Ausbrüche seien Situationen, in denen sich Partnerin A nicht willkommen oder respektiert fühlt oder sie das Gefühl hat, dass Partnerin B nicht zu ihr steht. Beim letzten Streit sei es zum Eklat gekommen, weil Partnerin B nicht eingesehen habe, weshalb sie auf eine Fahrradtour mit einer Freundin verzichten sollte, auf die sie sich bereits seit Langem freue. Da dieser Ausflug nun nähergekommen und konkreter geworden sei, habe Partnerin A sie darauf angesprochen und sich gewünscht, dass die Tour abgesagt werde. Einen klaren Grund dafür nannte sie nicht, doch Partnerin B vermutete, dass sie eifersüchtig sei. Sie habe ihr versichert, dass sie keinen Anlass dazu habe, doch Partnerin A habe sich immer mehr in Rage geredet und sei schließlich „ausgetickt".

Partnerin A gesteht ein, dass dies stimme, doch sei Partnerin B nicht auf sie eingegangen und habe ihr ständig vorgeworfen, ihr nichts zu gönnen und ihr aus purer Eifersucht den Spaß verderben zu wollen. Sie habe sie schließlich als kleinkariert und egoistisch bezeichnet. Das habe sie sehr verletzt. Ganz kleinreden lasse sich eine gewisse Gefahr nicht, da sie wisse, dass Partnerin B diese Freundin sehr attraktiv finde. Partnerin B weist das nicht zurück, findet jedoch, dass sie sich nicht einschränken lassen möchte und keine Lust auf solche Eifersuchtsszenen habe. Partnerin A schwankt zwischen Angst, Eifersucht, Ärger und Scham. Sie hätte nicht so ausrasten dürfen, das tue ihr leid, doch benötige sie mehr emotionale Sicherheit.

Eifersucht: häufige Ursache von Gewalt

Eifersucht ist eine häufige Ursache von Gewalt bei Paaren. Das Fallbeispiel verdeutlicht, dass bei Partnerin A eine starke emotionale und physiologische Erregung und die Unfähigkeit, diese zu regulieren, im Vordergrund steht. Partnerin B heizt die Dynamik mit ihren Vorwürfen zusätzlich an und es gelingt ihr nicht, die Partnerin zu beruhigen und ihr zu versichern, dass ihre Beziehung durch die Radtour mit der Freundin nicht gefährdet ist.

Beim nächsten Fallbeispiel handelt es sich um ein Paar, das lange einen vermeidenden Konfliktstil gehabt hat und nach der Geburt des zweiten Kindes ans Limit kommt. Seit das Paar zeitlich gestresst ist, funktioniert diese Strategie nicht mehr und die Nerven liegen schneller blank. Durch die beiden kleinen Kinder und beruflichen Anforderungen ist der Stresspegel derart hoch, dass es immer häufiger zum Ausbruch der aufgestauten negativen Energie kommt.

Fallbeispiel: Typ-B-Gewalt

Frau S. und Herr K. sind beide 35 Jahre alt. Sie sind seit rund sieben Jahren zusammen. Sie haben zwei kleine Kinder (fünf und zwei Jahre alt). Als Anmeldegrund für die Paartherapie geben sie an, dass sie sich in einer Krise befinden und nicht wüssten, wie sie herausfinden können. Sie befürchten, dass ihr destruktives Streitmuster ihren Kindern schadet. Der ältere Sohn zeigt bereits erste Verhaltensauffälligkeiten.

Durch Konfliktvermeidung staut sich negative Energie an

Es sei seit der Geburt des zweiten Kindes vermehrt zu Konflikten gekommen, weil Herr K. viel Zeit für sich beanspruche und Frau S. das Gefühl habe, dass sie immer zurückstehen müsse. Beide arbeiten weiterhin in ihren angestammten Berufen, er zu 100 %, sie in einem 60-%-Pensum. Sie seien mit den Kindern zurzeit ziemlich gefordert. Diese seien schwierig und würden viel Aufmerksamkeit fordern. Sie sei nervlich am Ende und fühle sich von ihrem Partner zu wenig unterstützt. Beunruhigend sei, dass sie früher nie Konflikte gehabt hätten und sich diese nun häufen und immer heftiger würden. Das mache beiden Angst.

Störendes habe man nie angesprochen, sondern gewartet, bis es sich von selbst gelöst hatte. Falls es doch mal zu Spannungen gekommen sei, habe sich Herr K. jeweils zurückgezogen. Es sei auch vorgekommen, dass er auf dem Sofa im Wohnzimmer geschlafen und sie über mehrere Tage ignoriert habe. Sein Verhalten habe sie sehr traurig und wütend gemacht. Sie habe sich grundlos zurückgestoßen gefühlt. Bisher habe sie den Ärger darüber immer runtergeschluckt.

Bisherige Konfliktlösungen scheitern bei hohem Stress

Seit dem zweiten Kind lägen die Nerven nun schnell blank. Beim letzten Streit habe sie sich ihm mit dem kleineren Kind auf dem Arm in den Weg gestellt, als er sich wieder im Wohnzimmer auf dem Sofa einrichten wollte. Da sei er auf einmal aus der Haut gefahren und habe sie angeschrien und grob zur Seite geschubst. Sie hätte ihn daraufhin angewidert angespuckt. Beide seien erschrocken und nach diesem Vorfall verstört gewesen. Solche „unkontrollierten Gewaltausbrüche“ würden sie nicht kennen und sie wüssten nicht, wie damit umzugehen sei.

Dass diese „hässliche Szene“, wie Frau S. sie nennt, im Beisein der Kinder erfolgt sei, sei inakzeptabel und sie befürchten, dass die Kinder emotionalen Schaden nehmen könnten. Der älteste Sohn sei bereits auffällig, wie die Mitarbeiterin des Kindergartens zurückmelde.

Beim nächsten Fallbeispiel handelt es sich um ein Paar, bei dem der Mann weder am Wohlergehen seiner Frau interessiert ist noch Einsicht in sein Fehlverhalten zeigt. Er attribuiert external („Sie trägt die Schuld“) und sie übernimmt aus einer Position der Schwäche und Unterlegenheit diese Sichtweise. Auffällig ist vor allem sein fehlendes empathisches Mitschwingen. Ungleiche Ressourcen sind häufig ein Problem bei binationalen Partnerschaften und verstärken die Abhängigkeit vom anderen. Der Gewalt ist man dadurch schutzlos ausgesetzt.

Fallbeispiel: Typ-C-Gewalt

Ungleiche Ressourcen verstärken Abhängigkeit

Die Eheleute W. suchen nach der Geburt des ersten Kindes eine Paartherapie auf, da sie nicht mehr glücklich miteinander seien. Sie ist eine 23-jährige Frau aus Thailand, er ein 40-jähriger Deutscher, der sie während einer Ferienreise kennengelernt, in seine Heimat geholt und geheiratet hat.

Bei der Problemanalyse erzählt der Mann, dass seine Frau sich zu Beginn der Beziehung sehr um ihn bemüht habe, aufmerksam, fürsorglich und liebevoll gewesen sei, sich jedoch seit der Geburt der Tochter vor zwei Jahren immer mehr von ihm zurückziehe und ihn sexuell zurückweise und vernachlässige.

Typisch für Typ C: Externalisierender Attributionsstil

Da er sehr stark auf seine eigene Sicht fokussiert ist und keine Bemühungen zeigt, auch das Erleben seiner Partnerin miteinzubeziehen (z. B. die Tatsache, dass diese durch die ganztägige Betreuung des Kindes sehr beansprucht ist, oder den Umstand, dass sie allein zu Hause ist, isoliert in einem fremden Land, dessen Sprache sie nur schlecht spricht), wird exploriert, wie er ihr gegenüber seinen Wunsch nach mehr Körperlichkeit denn äußere. Aufgrund seiner Bemerkungen und der Reaktionen seiner Frau wird vermutet, dass diese Forderungen teils koersiv erfolgen.

Typisch für Typ C: Fehlende Einsicht, fehlende Emotionalität

Auf konkrete Nachfrage hin werden von seiner Seite „gelegentliche Grobheiten" eingeräumt, die jedoch sofort relativiert werden. Diese würden sehr selten vorkommen, und zwar dann, wenn er gereizt sei, oder eben, wenn sie sich ihm emotional und sexuell verweigere. Ab und zu komme es auch zu einem leichten Schubsen oder Wegstoßen, wenn ihm alles auf die Nerven gehe. Wenn sie abends abweisend zu ihm sei, würde er etwas „nachhelfen", damit sie ihn nicht ganz „vergesse".

Die Frau äußert sich kaum und wirkt defensiv-ängstlich. Sie erzählt mit gebrochenem Deutsch, dass sie sich mehr bemühen müsse, alles ihre Schuld sei. Dem widerspricht der Mann nicht und nickt, sieht sich in seiner Sicht bestätigt.

Bei der Rekonstruktion der letzten „Gewaltepisode" zeigt sich, dass effektiv physische und psychische Gewalt (massive verbale Abwertungen, Erniedrigungen und Drohungen) vorliegen. Neben Stoßen und grobes Am-Arm-Packen wird auch Zu-Boden-Drücken und Würgen deutlich. Auffällig ist, dass der Mann seine Verhaltensweisen banalisiert und als normale Reaktionen in einer legitimen „Auseinandersetzung" schildert. Er zeigt keinerlei Einsicht in sein Fehlverhalten und verspürt weder Mitgefühl noch Reue oder Schuldgefühle angesichts seiner Handlungen.

Differenzialdiagnostisch sind die drei Gewalttypen relativ gut unterscheidbar

Zur diagnostischen Abklärung der Frage, welche Gewalttyp in der Paarbeziehung vorliegt, eignen sich verschiedene Fragebögen sowie hauptsächlich die funktionale Bedingungsanalyse (SORCK). Abzuklären sind insbesondere die folgenden Aspekte bei der zu Gewalt neigenden Person (vgl. auch Tabelle 4 und die Karte „Exploration des Gewalttyps" sowie die Karte „Die drei Gewalttypen bei Paaren und ihre Kennzeichen" am Ende des Buches): (1) physiologische Erregung ($R_{physiologisch}$), (2) Emotionen ($R_{emotional}$), (3) Verhalten nach der Gewaltäußerung ($R_{behavioral}$) sowie (4) die Frage, wer bei der Gewalt welche Rolle spielt (Prozess). Ein Beispiel für eine SORCK-Analyse bei Paaren im Zusammenhang mit Gewalt wird im Kapitel 3.1 vorgestellt.

Tabelle 4: Diagnostische Informationen zu den drei Gewalttypen

	Typ A	Typ B	Typ C
Physiologische und emotionale Erregung	Hoch	Nicht erkennbar (Repression)	Nicht oder kaum vorhanden
Initiation/ Prozess	Beide involviert (dyadisch)	Beide involviert (dyadisch)	Gewalt geht von einer Person aus
Emotionale Reaktionen nach Gewalt	Empathie, Schuldgefühle, Reue, Angst vor Wiederholung, Traurigkeit, Scham	Unterdrückung von Gefühlen (diffuses Unbehagen)	Keine Gefühle, die empfunden oder zugelassen werden (fehlende Empathie, keine Einsicht in Fehlverhalten)
Verhalten nach Gewalt	Reparaturhandlungen, Entschuldigung	Defensivität, Vermeidung und Rückzug bis zum nächsten explosiven Ausbruch	Tun, als ob nichts gewesen wäre (Manipulation, Einschüchterung und Drohungen)

Indikation gemäß Paartyp

Paartherapie bei Typ A und B indiziert bzw. der regelmäßige Einbezug des Partners oder der Partnerin in die individuellen Behandlung

Bei Typ A ist eine Paartherapie hoch indiziert, um die dysfunktionalen Beziehungsmuster des Paares, welche zu Gewalt führen, aufzudecken und gemeinsam zu bearbeiten. Da es sich um reziproke Gewalt im Sinne eines Aufschaukelungsprozesses handelt, bei welchem starke Emotionen und eine hohe physiologische Erregung zu Überreaktionen führen, ist es sinnvoll, beiden Partner:innen Möglichkeiten an die Hand zu geben, um solche Eskalationen zu vermeiden. Die in diesem Buch beschriebenen Methoden (SaGeBe-Methode und SENF-Methode) eignen sich besonders gut dazu (vgl. Kapitel 4.2.4 und 4.2.5).

Bei Typ B ist eine Paartherapie ebenfalls sinnvoll, um konfliktvermeidende Paare oder solche, welche Spannungen schwelend oder passiv-aggressiv austragen und über die Zeit negative Energie aufstauen, neue Möglichkeiten einer konstruktiven Konfliktbewältigung aufzuzeigen und mit ihnen ein offenes Ansprechen von Störendem zu trainieren. Dabei spielt auch Psychoedukation eine wichtige Rolle, um für die Schädlichkeit eines zu ausgeprägten Harmoniebedürfnisses und von Konfliktvermeidung zu sensibilisieren. Da lange angestaute negative Energie gefährlich wird, sollte bei dieser Gruppe bereits frühzeitig präventiv angesetzt werden. Findet der unkontrollierte Gewaltausbruch statt, ist es meist bereits zu spät. Häufig kann dieser dermaßen heftig erfolgen, dass selbst letale Gewalt nicht mehr ausgeschlossen werden kann.

Da verdeckte Konfliktstile (vermeidend, schwelend, passiv-aggressiv) häufig in der Herkunftsfamilie oder früheren Beziehungen erworben wurden, gilt es auch diese biografischen Erfahrungen anzusprechen und zu bearbeiten. Je nach Persönlichkeit der Partner:innen (z. B. ängstlich oder vermeidende gebundene Personen, Repressor:innen, dependente Persönlichkeit etc.) kann auch flankierend dazu eine Individualtherapie angezeigt sein. Insgesamt steht aber auch bei diesem Konfliktmuster die Veränderung des Kommunikations- und Konfliktstils des Paares im Vordergrund, wobei Emotions- und Verhaltensregulation wichtige Bausteine der Intervention sind. Anders als beim impulsiven Typ A geht es beim Typ B vor allem darum, Gefühle überhaupt zuzulassen, sie anzuerkennen und zu lernen, diese ausdrücken zu dürfen. Durch einen angemessenen Konfliktstil des Paares wird der Konfliktvermeidung entgegengewirkt, um das Aufstauen von negativer Energie zu unterbinden und auf diese Art Gewalt zu verhindern.

Zentral: Emotionsregulation und Kommunikation verbessern

Bei Typ-C-Gewalt ist die Indikation einer Paartherapie sorgfältig zu prüfen. Bei psychopathischer Gewalt oder Gewalt im Zuge von Persönlichkeitsstörungen ist Paartherapie in der Regel nicht indiziert und wenig wirksam, sie kann sogar kontraproduktiv sein und zu einer weiteren Zunahme von Gewalt führen (O'Leary, 1999). Bei diesem Typ steht die individuelle Pathologie des gewalttätigen Partners bzw. der gewalttätigen Partnerin im Vordergrund, welche individualtherapeutisch oder im Fall einer Psycho- oder Soziopathie mit korrektiven Maßnahmen zu behandeln ist. Da die Prävalenz von Psychopathie bei rund 1 % liegt (Coid et al., 2009) und viele dieser Personen nicht in einer Partnerschaft leben, ist der Anteil an psychopathischer Gewalt bei Paaren jedoch seltener als häusliche Gewalt aufgrund anderer Persönlichkeitsstörungen, psychischer Störungen oder aufgrund kultureller Wertsysteme.

Paartherapie bei Typ C in der Regel nicht indiziert

Gewalt im Zusammenhang mit Depressionen, Abhängigkeitsstörungen (Alkohol- oder Drogenmissbrauch) spielen bei diesem Typ daher eine besonders wichtige Rolle. Häufig ist die Gewalt sekundär und es gilt primär, die psychische Störung oder Persönlichkeitsstörung zu therapieren. Bei gewissen Störungen (z. B. Depressionen) kann dabei eine Paartherapie sehr sinnvoll sein (Bodenmann, 2022). So zeigen Rowe et al. (2011), dass Gewalt bei Paaren durch Paartherapie wirksam behandelt werden kann, gerade auch, wenn eine Komorbidität mit Depression vorliegt.

Typ-C-Gewalt häufig sekundär

Auch bei Abhängigkeitsstörungen (Alkoholismus) reduziert eine Paartherapie die Gewalt signifikant stärker (Prä-Messung: 43 %; Post-Messung nach 12 Monaten: 17 % bei Paartherapie) als eine Individualtherapie (Prä-Messung: 48 %; Post-Messung: 43 %), wie eine 1-Jahres-Follow-up-Untersuchung von Fals-Stewart et al. (2002) nachweisen konnte. Es gilt entsprechend bei individuellen Psychopathologien sorgfältig zu prüfen, ob Individualtherapie, Paartherapie oder Individualtherapie mit regelmäßigen Sitzungen mit beiden Partner:innen indiziert ist (Baucom et al., 2014).

Typ-C-Gewalt häufig auch kulturell bedingt

Bedeutsam ist Typ-C-Gewalt zudem im Kontext kultureller Wertsysteme. So sind Männer aus patriarchalischen Gesellschaften mit einem konservativen Rollenverständnis und Frauenbild und der Ablehnung von Gleichstellung häufiger in Beziehungen mit diesem Gewalttyp zu finden, wie Polizeiakten belegen. Da sie Gewalt gegenüber der Partnerin als rechtmäßiges Mittel ansehen, sind auch bei ihnen Externalisierungstendenzen, Rechtfertigungen und ein Mangel an Einsicht und Schuldgefühlen zu finden. Bei polizeilich berichteter Gewalt macht diese Gruppe einen wichtigen Teil aus. So ist beispielsweise die Gewalt gegen Frauen in der Schweiz bei ausländischen Personen um das Dreifache erhöht (Bundesamt für Statistik, 2023).

Femizide sind am häufigsten im Zusammenhang mit Trennung oder Scheidung

Gewalt des Typs C ist vor allem bei einer drohenden Trennung oder im Zuge einer Scheidung massiv erhöht. Der gewalttätige Partner geht dabei häufig strategisch vor, versucht den Partner bzw. die Partnerin zu isolieren, einzuschüchtern, zu erpressen und am Ende mit Drohungen, die Kinder wegzunehmen, sich oder dem Partner bzw. der Partnerin oder den Kindern etwas anzutun, zum Bleiben zu zwingen. Im äußersten Fall kann dies auch zum Femizid führen.

Merke

Typologien von Gewalt bei Paaren sind nicht nur für die Forschung relevant, sondern auch für die Intervention. Sie geben Hinweise darauf, um welche Art von Gewalt es sich handelt und bei wem welche Behandlung indiziert ist respektive wie die Paartherapie zu gestalten ist.

1.4 Epidemiologie

Erfassung der wahren Prävalenz ist schwierig

Eine akkurate Erfassung der Prävalenz partnerschaftlicher Gewalt ist dadurch erschwert, dass insbesondere die Gewalt gegenüber Frauen in Gesellschaft, Politik und Medien regelmäßig hohe Wellen schlägt. Diese starke Polemisierung beim Thema häusliche Gewalt führt dazu, dass Gewalt in der Partnerschaft oftmals verschwiegen wird und es dem Paar oder der gewalttätigen Person schwerfällt, aufgrund der sozialen Stigmatisierung, Scham- oder Schuldgefühlen oder unterschiedlichen kulturellen Werten offen über das Phänomen zu sprechen.

Wissenschaftliche Studien geben insgesamt ein valideres Bild hinsichtlich der Prävalenz von Gewalt bei Paaren als Polizeistatistiken oder Berichte von Frauenhäusern, welche nur die Spitze des Eisbergs und lediglich eine Teilmenge der häuslichen Gewalt abbilden, nämlich die besonders harten Fälle. Dennoch stellen auch diese Statistiken in den meisten Fällen eine Unterschätzung der wahren Prävalenz dar (Schröttle, 2017).

Eine zielführendere Möglichkeit ist die Erfassung von Gewalt im Kontext von Befragungen zu Gesundheitsthemen, um den direkten Bezug zu Gewalt zu verschleiern. Dieser Zugang ist auch deshalb vorteilhaft, weil man auf diese Weise leichter Studienteilnehmer:innen gewinnen kann und für die von Gewalt Betroffenen das Risiko minimiert, für die Teilnahme an einer Studie zu Gewalt und das Offenlegen ihrer Erfahrungen von den Täter:innen sanktioniert zu werden.

Die besten Schätzungen liefern Studien zum generellen Befinden, in denen Gewalt beiläufig miterfasst wird

1.4.1 Polizeilich registrierte Gewalt

Eine detaillierte Statistik zu häuslicher Gewalt wird jährlich vom Bundeskriminalamt (BKA) herausgegeben. Im neusten Bericht (BKA, 2021) zeigt sich das in Tabelle 5 dargestellte Bild in Deutschland.

Prävalenz in Deutschland

Tabelle 5: Polizeilich registrierte häusliche Gewalt (BKA, 2021)

Gesamtprävalenz	143 016 Fälle von Gewalt in Partnerschaften.[3]
Anteil an Gesamtgewalt	18.3 % aller erfassten Opfer von Gewalt waren Opfer von Gewalt in einer Paarbeziehung.
Geschlechterverhältnis	80.3 % der Opfer waren weiblich, 19.7 % der Opfer waren männlich.
Alter der Opfer	Bei 92.3 % der Opfer handelte es sich um Erwachsene ab 21 Jahren. Am häufigsten betroffen waren mit 33.8 % Personen zwischen 30 und 40 Jahren.
Opfer-Täter:innen-Beziehung	Bei 39.6 % handelte es sich um ehemalige Partner:innen, bei 30.8 % um aktuelle Ehepartner:innen, bei 29.4 % um Partner:innen in einer nicht ehelichen Lebensgemeinschaft.
Form der partnerschaftlichen Gewalt	Folgende Formen partnerschaftlicher Gewalt wurden registriert: 59.6 % vorsätzliche einfache Körperverletzung; 24.2 % Bedrohung, Stalking, Nötigung; 12.2 % gefährliche Körperverletzung; 2.5 % Vergewaltigung, sexuelle Nötigung, sexuelle Übergriffe; 0.3 % Mord und Totschlag; 1.3 % andere Delikte.

Prävalenz in der Schweiz

Im Jahr 2022 wurden im häuslichen Bereich 25 Tötungsdelikte registriert, das sind 59.5 % aller polizeilich registrierten Tötungsdelikte in der Schweiz. Von

3 Hier ist mitzuberücksichtigen, dass im Jahr 2020 und 2021 Lockdowns infolge der Coronapandemie stattfanden.

diesen Tötungsdelikten ereigneten sich 16 in einer aktuellen oder ehemaligen Partnerschaft, bei welchen 15 Frauen und ein Mann getötet wurden.

1.4.2 In epidemiologischen Studien erfasste Gewalt

Gewalt gegenüber Frauen in erwachsenen Paarbeziehungen

Frauen zwischen 20 und 40 Jahren am häufigsten betroffen

In einer großangelegten Studie der WHO, in welcher 307 Studien zur Lebenszeitprävalenz von Gewalt bei Paaren und 332 Studien zur Prävalenz im vergangenen Jahr im Zeitraum von 2000 bis 2018 berücksichtigt wurden, fand sich eine Lebenszeitprävalenz der Gewalt gegenüber Frauen in Paarbeziehungen (im Alter zwischen 15 und 49 Jahre) von 27% für physische Gewalt und/oder sexuelle Gewalt. Die höchste Prävalenz von 26 bis 28% lag bei Frauen vor, die zwischen 20 und 44 Jahre alt waren (Sardinha et al., 2022).

Rund ein Fünftel der Frauen erlebt körperliche Gewalt

Zu ähnlichen Ergebnissen kommt eine Interview- und Fragebogen-Studie der European Union Agency for Fundamental Rights (FRA, 2014) mit Prävalenzen von 43% für psychische Gewalt, 7% für sexuelle Gewalt und 20% für physische Gewalt (vgl. Abbildung 1).

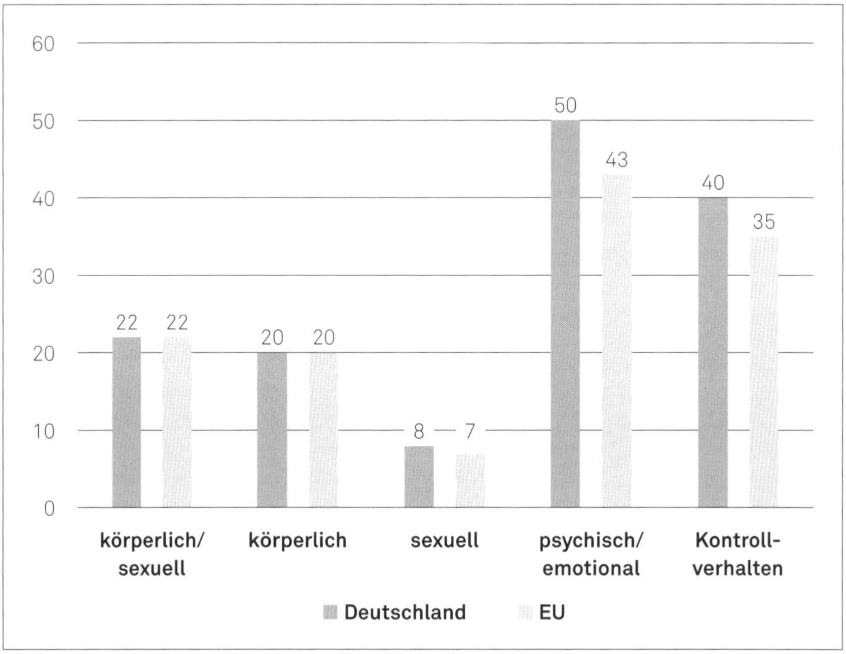

Anmerkungen: * = Signifikanter Unterschied zur Referenzkategorie (R); Angaben in Prozent von *N* = 3 597.

Abbildung 1: Prävalenzen erlebter Gewalt in der Partnerschaft bei Frauen in Deutschland und der EU (in Prozent; FRA, 2014)

In Österreich und der Schweiz zeigt sich ein ähnliches Bild (DAO, 2021; Gloor & Meier, 2004; Killias et al., 2005). Die DAO-Studie gibt zudem Hinweise darauf, dass die Prävalenz erlebter Gewalt in der Partnerschaft bei niedrigem Einkommen (von unter 4 000 Schweizer Franken pro Monat) am höchsten ist (vgl. Abbildung 2).

Prävalenzen in Österreich und Schweiz ähnlich

Wird die aktuell erfahrene Gewalt nicht dichotom (ja oder nein), sondern nach Häufigkeit (nie bis immer) erfragt, geben 26.4 % der befragten Frauen an, mindestens einmal psychische Gewalt in der aktuellen Beziehung erfahren zu haben, 9.7 % berichten von physischer Gewalt und 4.2 % von sexueller Gewalt (Zapata-Calvente et al., 2019; vgl. Tabelle 6).

Prävalenzen niedriger, wenn nicht dichotom, sondern nach Häufigkeit gefragt wird

Tabelle 6: Gewalt gegenüber Frauen in der aktuellen Beziehung (EU-Studie; Zapata-Calvente et al., 2019, S. 323)

	nie	manchmal	oft	immer
Psychische Gewalt	73.6 %	18.6 %	3.6 %	2.0 %
Physische Gewalt	90.3 %	3.3 %	2.6 %	1.4 %
Sexuelle Gewalt	95.8 %	0.5 %	0.6 %	0.6 %

Anmerkung: N = 30 284 Frauen.

Merke

Insgesamt ist die Spanne der Prävalenzangaben zu häuslicher Gewalt gegenüber Frauen relativ groß, was mit der Untersuchungsmethodik (Interview, Fragebögen, Online-Befragung), der Informationsquelle (Polizeiberichte, Statistiken von Frauenhäusern, Personen aus Risikogruppen versus Gesamtpopulation) und der Definition von Gewalt (Grenzziehung zwischen Aggression und Gewalt) zusammenhängt.

Insgesamt sprechen die Studien dafür, dass um die 20 % der Frauen im Verlauf ihres Lebens körperliche Gewalt in einer Partnerschaft erfahren. Psychische Gewalt ist rund doppelt so häufig.

Gewalt gegenüber Männern in erwachsenen Paarbeziehungen

Häusliche Gewalt gegenüber Männern wurde als Forschungsthema lange vernachlässigt. Zum einen, weil Gewalt gegenüber Frauen aus feministischer Perspektive den öffentlichen Diskurs und die Forschung prägte, zum anderen, weil aufgrund der unterschiedlichen Physis von Männern und Frauen davon ausgegangen wurde, dass Gewalt in der Partnerschaft (insbesondere körperliche Gewalt) ein männliches Phänomen sei (Mosser, 2016). Hinzu kommt, dass Männer seltener von sich aus über erfahrene Gewalt seitens der

Häufigkeit von Gewalt gegenüber Männern systematisch unterschätzt

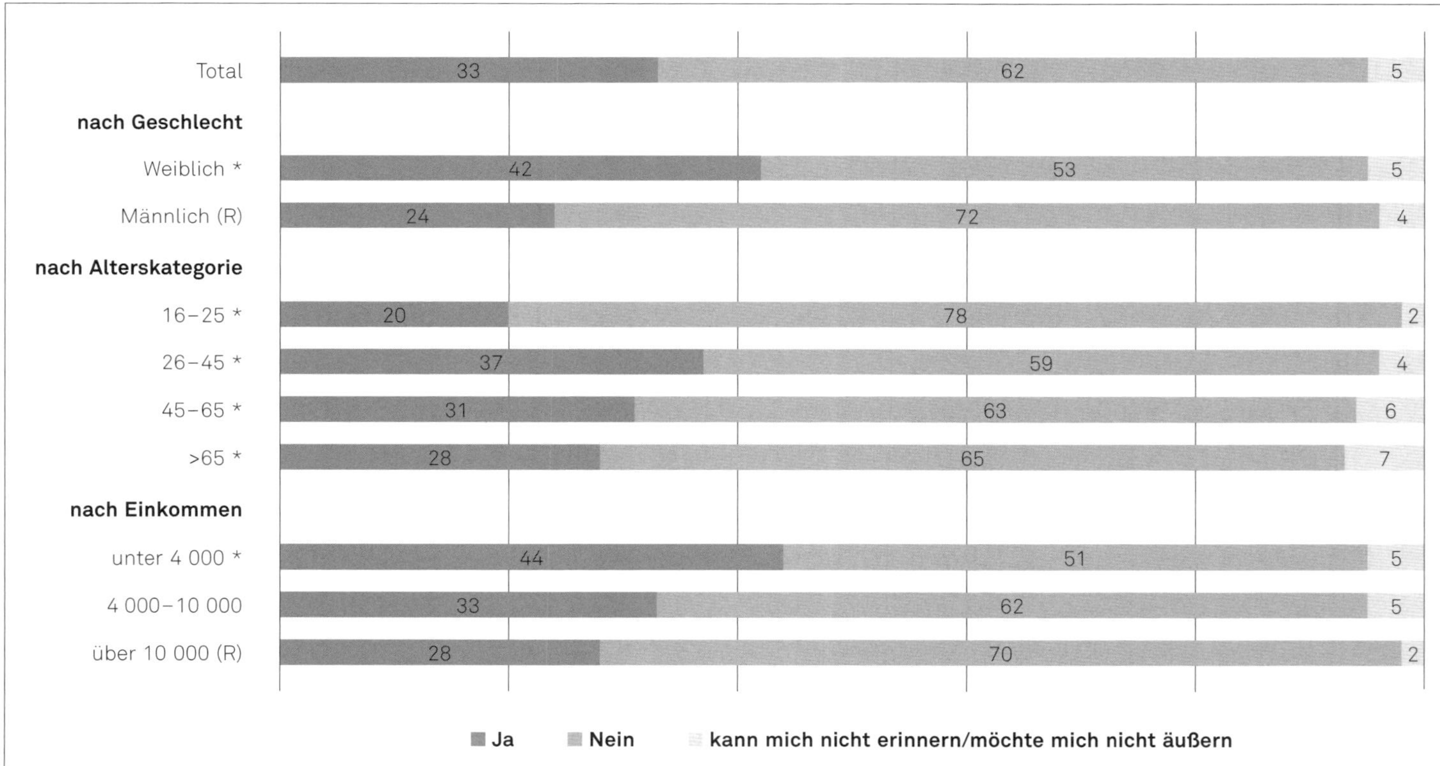

Anmerkungen: * = Signifikanter Unterschied zur Referenzkategorie (R); Angaben in Prozent von N = 3 597.

Abbildung 2: Lebenszeitprävalenz von erlebter Gewalt in der Partnerschaft nach soziodemografischen Merkmalen (DAO, 2021)

Partnerin berichten, teils aus Scham und Minderwertigkeitsgefühlen, sozialen Erwartungen an Männlichkeit oder aus Angst, nicht ernst genommen oder ausgelacht zu werden.

Männer ähnlich häufig von physischer und psychischer Gewalt betroffen

Neuere Ergebnisse zeigen allerdings, dass insbesondere körperliche und verbale bzw. psychische Gewalt gegenüber Männern keineswegs selten sind. So berichten 20 % der Männer von psychischer Gewalt, 25 % von körperlicher Gewalt, jedoch nur wenige von sexueller Gewalt (Jungnitz et al., 2007).

Männer erleben auch schwere Gewalt

In einer US-amerikanischen Studie berichten 12 % der Männer von Gewalt in der Partnerschaft im letzten Jahr, wobei 4 % schwere Gewalt erfahren haben (Hines & Douglas, 2009). Die von Frauen ausgeübte Gewalt ist Grund für 40 % aller Verletzungen aufgrund von häuslicher Gewalt im Zeitraum von einem Jahr und für 27 % aller Verletzungen aufgrund von häuslicher Gewalt, die ärztliche Hilfe erforderlich machen. Die Folgen häuslicher Gewalt bei Männern äußern sich oftmals in Depressionen, psychosomatischen Störungen und einem generell schlechten psychischen Befinden. Bei Hines und Saudino (2003) berichten 20 % der Männer von sexueller Gewalt seitens der Partnerin.

Damit scheint sich die Prävalenz von häuslicher Gewalt bei Frauen und Männern nicht wesentlich zu unterscheiden. Unabhängig vom Geschlecht ist rund ein Viertel der Befragten von körperlicher Gewalt in der Partnerschaft betroffen. Interessant ist, dass Männer sogar etwas häufiger körperliche als psychische Gewalt seitens der Partnerin wahrnehmen.

Die Häufigkeit von Gewalterfahrungen von Männern in Partnerschaften könnte den Schluss nahelegen, dass es sich in vielen Fällen um Typ-A-Gewalt handelt, bei der beide in den Gewaltprozess involviert sind, doch wurde dies in bisherigen Studien zu wenig erforscht.

Folgen körperlicher Gewalt für Frauen gravierender

Konfrontiert mit der gleich hohen Prävalenz von Gewalt gegenüber Männern wie Frauen argumentieren Vertreter:innen des soziokulturellen Ansatzes (vgl. Kapitel 2.1), dass die reine Häufigkeit erfahrener Gewalt nichts über deren Konsequenzen aussage, und die von Männern erfahrene Gewalt nicht zu vergleichen sei mit dem, was Frauen an Gewalterfahrungen machen würden. Sie monieren, dass die Gewalt gegenüber Männern (1) in der Regel aus Notwehr und Selbstverteidigung resultiere und (2) leichter sei, als die Gewalt, welche Frauen durch Männer erfahren, was sich darin zeige, dass Frauen schwerwiegendere körperliche Auswirkungen (wie schwere Verletzungen) und psychisch gravierendere Folgen (z. B. Angst und Posttraumatische Belastungsstörungen) davontragen würden (Caldwell et al., 2012).

Insgesamt ist die Studienlage zu Folgen von häuslicher Gewalt bei Männern jedoch noch rudimentär, sodass keine abschließenden Schlussfolgerungen möglich sind.

Merke

Die Befundlage zu häuslicher Gewalt gegenüber Männern ist zurzeit noch schwach. Dennoch weisen bisherige Studien darauf hin, dass Männer zwar ebenso häufig von Gewalt seitens der Partnerin betroffen sind, dass jedoch die körperlichen Folgen in der Regel weniger gravierend sind. Dies lässt sich aus Polizeiberichten schließen, bei denen von Frauen erfahrene Gewalt mehr als dreimal so häufig vorkommt. Bezüglich psychischer Folgen von Gewalt fehlen empirisch fundierte Erkenntnisse.

Gewalt bei gleichgeschlechtlichen Paaren

Lesbische und bisexuelle Frauen besonders häufig von körperlicher Gewalt betroffen

Die Lebenszeitprävalenz von häuslicher Gewalt scheint bei gleichgeschlechtlichen Paaren in Bezug auf die verschiedenen Arten von Gewalt sogar höher zu liegen als bei heterosexuellen Paaren, wie eine Studie von Brown und Herman (2015) zeigt, wonach 40.4 % lesbischer Frauen körperliche Gewalt in der Partnerschaft erleben (Lebenszeitprävalenz) – bei heterosexuellen Frauen sind es 32.3 %. Ein Überblicksartikel von Walters et al. (2013) sowie die Studie von Nowinski und Bowen (2012) zeichnen ein ähnliches Bild, wobei insbesondere bisexuelle Frauen am stärksten von Gewalt betroffen sind (siehe auch Barrett & St. Pierre, 2013). Bei den Männern scheint sich die Geschlechtsorientierung weniger stark auf die Prävalenzen erfahrener häuslicher Gewalt auszuwirken.

Allerdings ist bei der Interpretation der Daten zu berücksichtigen, dass die Stichproben der jeweiligen sexuellen Minoritäten relativ klein sind, was die Generalisierbarkeit der Befunde einschränkt. Dieses Problem findet sich bei sämtlichen Studien zu dieser Fragestellung.

Die einzelnen Prävalenzen gemäß dem Review von Walters et al. (2013) sind in Tabelle 7 zusammengestellt.

Prävalenz psychischer Gewalt bei bisexuellen und lesbischen Frauen ebenfalls hoch

Bei psychischer Gewalt zeigt sich ein ähnliches Bild. Auch hier berichten bisexuelle Frauen vom höchsten Auftreten (76.2 %), gefolgt von lesbischen Frauen (63 %) und heterosexuellen Frauen (47.5 %). Bei den Männern geben 49 % der heterosexuellen Männer psychische Gewalt in der Paarbeziehung an, 59.6 % der schwulen und 55 % der bisexuellen Männer.

Gewalt bei Paaren in Therapie

Paare in Therapie haben deutlich höheres Risiko für Gewalt als Paare der Grundbevölkerung

Gemäß einer Studie von Heyman et al. (2023) berichten 51 bis 67 % der Paare in Therapie von Gewalterfahrungen im letzten Jahr. Sie weisen damit ein zwei- bis dreifach höheres Risiko für körperliche Gewalt in der Partnerschaft im Vergleich zur Grundpopulation auf, was darauf hinweist, dass Beziehungsstörungen und Gewalt in der Beziehung eng assoziiert sind (Ulloa & Hammett, 2015).

Tabelle 7: Lebenszeitprävalenz körperlicher Gewalt in der Partnerschaft nach Geschlecht und sexueller Orientierung (nach Walters et al., 2013)

Geschlecht	Sexuelle Orientierung	Prävalenz
Frauen	Heterosexuell	29.8 %
	Homosexuell	36.3 %
	Bisexuell	55.1 %
Männer	Heterosexuell	26.3 %
	Homosexuell	24.0 %
	Bisexuell	27.0 %

Anmerkungen: N = 18 049 (9 970 Frauen, davon 96.5 % heterosexuell, 1.3 % homosexuell, 2.2 % bisexuell; 8 079 Männer, davon 96.8 % heterosexuell, 2.0 % homosexuell, 1.2 % bisexuell).

Die Frage, ob Gewalt ursächlich für die niedrige Beziehungsqualität und Partnerschaftskrise verantwortlich ist oder ob die Gewalt im Zuge der Verschlechterung der Beziehung auftritt, lässt sich aufgrund der Daten nicht beantworten. Die Studie von Ulloa und Hammett (2015) verweist eher auf eine Wirkrichtung von häuslicher Gewalt auf die Beziehungszufriedenheit, doch ist auch die umgekehrte Richtung denkbar.

Gewalt bei jugendlichen Paaren

Auch jugendliche Paare berichten von Gewalt

Dardis et al. (2015) verdeutlichen in ihrem Überblicksartikel, dass Gewalt bei jugendlichen Paaren ebenfalls häufig ist. Während junge Männer häufiger sexuelle Gewalt ausüben, liegen die Prävalenzen für physische Gewalt gegenüber dem Partner bzw. der Partnerin bei den Frauen höher. Bei psychischer Gewalt sind die Unterschiede zwischen den Geschlechtern unbedeutend.

Insgesamt überrascht, dass (1) die Gewalt bei jungen Paaren sogar höher liegt als bei erwachsenen Paaren und (2) auch junge Frauen alle Formen von Gewalt in der Partnerschaft relativ häufig anwenden (vgl. Tabelle 8).

Tabelle 8: Gewaltausübung bei jugendlichen Paaren (nach Dardis et al., 2015)

	Frauen	Männer
Physische Gewalt	17–48 %	10–39 %
Psychische Gewalt	60–83 %	55–80 %
Sexuelle Gewalt	3–24 %	13–37 %

2 Theoretische Ansätze zu Gewalt bei Paaren

Für ein besseres Verständnis von Gewalt bei Paaren wird nachfolgend auf einige wichtige theoretische Erklärungsansätze eingegangen. Es werden die Theorien vorgestellt, welche im wissenschaftlichen Diskurs respektive in der Praxis die stärkste Beachtung finden.

2.1 Soziokultureller Ansatz

Männlichkeitsbild als Erklärung für Gewalt

Im soziokulturellen Ansatz stehen soziale und gesellschaftliche Konstruktionen von Männlichkeit, Dominanz und Macht in der Gesellschaft im Vordergrund, um die Machtausübung von Männern gegenüber Frauen zu verstehen.

Ansatz häufig von Feminist:innen vertreten

Vor allem aus feministischer Sicht wird häusliche Gewalt als Versuch von Männern interpretiert, Frauen durch Macht, Kontrolle und Terror zu dominieren und strukturell zu unterdrücken (Hester & Donovan, 2009). Die Grundannahme dieses Ansatzes ist, dass „das Schlagen von Frauen ein kontrollierendes Verhalten ist, das dazu dient, ein Machtungleichgewicht zwischen dem schlagenden Mann und der geschlagenen Frau zu schaffen und aufrechtzuerhalten“ (Adams, 1988, S. 191; Übersetzung der Autor:innen). In diesem Ansatz wird der Mann als proaktiv gewalttätig gesehen. Wenn Frauen Gewalt anwenden, dann lediglich zur Selbstverteidigung oder Selbstbehauptung.

Männer als Täter, Frauen als Opfer, strukturelle und gesellschaftliche Bedingungen spielen eine wichtige Rolle

Entsprechend wird einseitig von männlichen Tätern und weiblichen Opfern ausgegangen (DeKeseredy, 2011) und argumentiert, dass die Männer bei niedrigeren Ressourcen im Vergleich zur Frau (z. B., wenn ein Bildungsgefälle zu Ungunsten des Mannes vorliegt oder wenn der Mann ein niedrigeres Einkommen hat) physische Gewalt einsetzen, um ihre Macht wiederzuerlangen, gesellschaftlich geforderte Männlichkeit zu demonstrieren oder ihre patriarchalische Vorrangstellung in der Beziehung zu verteidigen (Bell & Naugle, 2008). Strategien, welche zu diesem Zweck eingesetzt werden, umfassen die Einschränkung der Freiheit der Frauen, rigide und konservative Vorschriften und Verhaltensregeln, welche die Frau behindern oder ihre persönlichen Perspektiven verunmöglichen, verbale Einschüchterungen, bewusste Isolation oder gezielte Kontrolle in Form von verbaler, körperlicher oder sexueller Gewalt.

In postmodernen feministischen Strömungen werden als zusätzliche Formen der weiblichen Unterdrückung Sexismus, Rassismus oder Heterosexismus thematisiert, die alle demselben Ziel dienen, Frauen von wichtigen Ressourcen fernzuhalten.

Der feministische Ansatz hat in den letzten Jahren aufgrund von Studienbefunden, welche den theoretischen Annahmen widersprechen, an Erklärungswert verloren, wird jedoch immer noch von vielen Kreisen aktiv bedient. Mehrere empirisch forschende Autoren (z.B. Dutton, 2006; Straus, 2011) kritisieren, dass die theoretischen Schlussfolgerungen des soziokulturellen Ansatzes ideologischer und nicht empirischer Natur sind und häufig auf der Grundlage selektiver Stichproben und Datenquellen (z.B. Polizeiakten, Statistiken von Frauenhäusern oder Erkenntnissen zu Männern aus einschlägigen Anti-Gewalt-Behandlungsprogrammen) basieren, welche das Bild verzerren und nur einen Teilbereich der häuslichen Gewalt abbilden. Als Beleg für diese Kritik wird angeführt, dass in neueren wissenschaftlichen Studien keine oder nur geringe Geschlechtsunterschiede bezüglich der Prävalenz von Gewalt gefunden werden oder Frauen teils sogar häufiger Gewalt anwenden als Männer (Metaanalyse von Archer, 2000; Straus, 1999; Straus, 2011).

Studienbefunde widersprechen Annahmen des soziokulturellen Verständnisses von Gewalt in Paarbeziehungen

So zeigt eine Studie von DeKeseredy (2011), dass Frauen häufiger Gewalt gegenüber dem Partner anwenden (46%), als Opfer von Gewalt des Partners zu sein (35%), was der Annahme rein reaktiver Gewalt bei Frauen widerspricht. Auch die Behauptung, dass Frauen nur reaktiv gewalttätig seien (zum Selbstschutz) wird empirisch nicht gestützt. So geben nur 7.2% der Frauen Selbstverteidigung als Grund für ihre Gewalt an (DeKeseredy, 2011).

Gewalt durch Frauen nicht nur aus Notwehr

Auf diese Kritik reagieren Feminist:innen wiederum mit dem Argument, dass die Häufigkeit nichts über die Chronizität und Schwere der Gewalt und ihrer Folgen (z.B. schwere Ängste, Traumatisierungen) aussage, worunter Frauen stärker leiden würden (z.B. Stark, 2010). Zwar bestätigen dies Polizeiberichte und Akten von Krankenhäusern, doch fehlen bislang Studien zu Gewalt gegenüber Männern und ihren Folgen.

In Bezug auf Prävention und Behandlung von häuslicher Gewalt legt der soziokulturelle Ansatz nahe, ausschließlich bei den Männern anzusetzen, um ihre patriarchalischen Überzeugungen und männlich-dominanten Verhaltensweisen zu verändern (Pence & Paymar, 1993). Gleichzeitig wird gefordert, das Problem häuslicher Gewalt gesamtgesellschaftlich anzugehen und die Gleichstellung der Geschlechter zu verwirklichen, um der Gewalt in der Paarbeziehung den Nährboden zu entziehen. Ob dies mit Gleichstellung gelingt, bezweifeln andere, da dadurch die Ansprüche an die eigene Männlichkeit durch den Verlust der Rolle als Hauptverdiener und als Familienoberhaupt gefährdet werde, wodurch insbesondere Männer mit konservativ-traditionellem Hintergrund in Zugzwang geraten könnten (Yllö, 1983).

Ansatz sieht Therapiebedarf ausschließlich bei Männern

Gleichstellung als Mittel gegen Gewalt bei Paaren?

Merke

Der soziokulturelle Ansatz geht von einer einseitigen Täter-Opfer-Konstellation aus und wird der Problematik von Gewalt in Paarbeziehungen im Regelfall nicht gerecht. Auf einige Fälle (insbesondere bei Typ-C-Gewalt mit einem kulturellen Bezug) mag dieser Ansatz zutreffen und für die Behandlung gewisser Risikogruppen sinnvoll sein, doch in der Paartherapie ist seine breite Anwendung nicht gegeben. Ein Hauptproblem des soziokulturellen Erklärungsansatzes liegt darin, dass es sich um eine ideologische und nicht um eine evidenzbasierte Position handelt (Graham-Kevan & Bates, 2020).

2.2 Persönlichkeitstheoretischer Ansatz

Persönlichkeitsmerkmale spielen bei Gewalt potenziell eine wichtige Rolle

In diesem Ansatz wird davon ausgegangen, dass Gewalt bei Paaren auf gewisse Persönlichkeitseigenschaften oder Persönlichkeitstypen zurückgeführt werden kann. Dutton (1995) formulierte erstmals Persönlichkeitsmerkmale, welche mit Gewalt in Paarbeziehungen zusammenhängen. In diesem Zusammenhang sind beispielsweise starke Impulsivität, Ärgerlichkeit oder Aggressivität oder ein cholerisches Temperament zu nennen, aber auch Kompetenzdefizite in den Bereichen Impulskontrolle und Emotionsregulation.

Zwei gewaltaffine Persönlichkeitstypen können unterschieden werden

In der bereits dargestellten Typologie von Holtzworth-Munroe und Stuart (1994) werden zwei Typen von gewalttätigen Personen beschrieben, bei welchen Persönlichkeitsmerkmale eine wichtige Rolle spielen:

- *Antisozialer Typus:* Bei diesem Typ tritt Gewalt in verschiedenen Lebensbereichen (generalisiert) und gegenüber unterschiedlichen Personen (personenunabhängig) auf. Es handelt sich um eine Person mit einer psychopathischen oder antisozialen Persönlichkeitsstruktur.
- *Histrionisch-besorgter Typus:* Bei diesem Typ ist Gewalt eine Folge von Bindungsproblemen, beispielsweise infolge der Angst, verlassen zu werden, einer übersteigerten Eifersucht oder der Angst vor zu großer Nähe und Abhängigkeit von dem Partner bzw. der Partnerin. Diese Menschen sind häufig psychisch auffällig und weisen Akzentuierungen im Sinne von histrionischen oder narzisstischen Persönlichkeitsausprägungen oder Borderline-Persönlichkeitsmerkmalen oder sogar Persönlichkeitsstörungen des Clusters B gemäß DSM-5 auf.

Stress kann bestehendes Gewaltrisiko erhöhen

Akuter oder chronischer sozialer Stress, beispielsweise durch soziale Zurückweisung, persönliche Kränkung, Bloßstellung oder aufgrund von Eifersucht, Trennung oder Scheidung respektive ein allgemein erhöhtes Stressniveau (Kumulation von Alltagsstress, kritische Lebensereignisse) interagiert häufig mit Persönlichkeitsmerkmalen (z. B. Neurotizismus), wodurch das Auftreten von Gewalt in der Partnerschaft begünstigt werden kann (vgl. Diathese-Stress-Theorie).

Ansatz empirisch bestätigt

Die gewaltaffinen Persönlichkeitstypen konnten empirisch bestätigt werden (Monson & Langhinrichsen-Rohling, 2002). Männer finden sich mehr im ersten Typ, Frauen mehr im zweiten Typ. Die Zuordnung zu den Typen erweist sich als relativ stabil (Holtzworth-Munroe & Meehan, 2004).

2.3 Sozial-lerntheoretischer Ansatz

Die soziale Lerntheorie (Bandura & Walters, 1977) wird häufig zur Erklärung von Gewalt bei Paaren herangezogen. Dabei wird angenommen, dass Kinder mit Gewalterfahrungen in der Herkunftsfamilie lernen, dass sich Konflikte mit dieser Strategie am besten lösen lassen. Gewalt wird als wirkungsvoll erlebt, um Bedürfnisse durchzusetzen, andere einzuschüchtern und zu dominieren, weshalb sie nachgeahmt wird. Auf diese Weise wird Gewalt von einer auf die nächste Generation tradiert und kann sich als Interaktionsmuster in späteren eigenen Beziehungen etablieren, sofern Gewaltausübung mit positiver oder negativer Verstärkung einhergeht (Cameranesi et al., 2020) oder als wirksames Mittel zum Abbau von negativen Emotionen erlebt wird (Dutton, 2006).

Dysfunktionale Verhaltensmodelle spielen beim Erwerb oder dem Auslösen von Aggressionen eine wichtige Rolle

Die empirische Evidenz für den sozial-lerntheoretischen Ansatz ist begrenzt. So zeigen Studien, dass Kinder mit Gewalterfahrung nur bedingt später selbst gewalttätig werden. Nach Widom (1989) sind „nur" rund 30 % der Eltern, welche Gewalt in ihrer Kindheit erlebt haben, ebenfalls gewalttätig gegenüber ihren eigenen Kindern. Dies verdeutlicht, dass dysfunktionale Verhaltensmodelle der Eltern nicht automatisch tradiert werden.

Empirische Evidenz begrenzt

Dass die Transmission von Gewalt nicht zwingend erfolgt, ist eine gute Nachricht. Dennoch bleibt die erschütternde Tatsache bestehen, dass bei Frauen die Wahrscheinlichkeit um 72 % erhöht ist, in der Partnerschaft Gewalt zu erfahren, wenn sie bereits als Kind Gewalt erfahren hatten (Hetzel-Riggin & Meads, 2011). Welche Rolle Modelllernen dabei spielt, ist nicht schlüssig zu beantworten.

Dennoch ist der sozial-lerntheoretische Ansatz bei Interventionen zur Gewaltreduktion relevant, indem in Trainings und Therapien angemessene Emotionsregulation und Kompetenzen in der Konfliktkommunikation anhand von Verhaltensmodellen in Rollenspielen eingeübt werden.

Verhaltensmodelle und Rollenspiele sind wichtige Elemente verschiedener Interventionen

2.4 Ökologischer Ansatz

In der Hintergrund-Situations-Theorie (Background-Situational Theory; Riggs & O'Leary, 1996), wird angenommen, dass der *biografische Hintergrund* (z. B. Erleben von Missbrauch und Gewalt in der Kindheit oder Jugend, ein frühe-

Gewalt bei Paaren ist multikausal zu verstehen

rer erfolgreicher Einsatz von Aggression und Gewalt), *Persönlichkeitsmerkmale* (z.B. Impulsivität, Neurotizismus) und *mangelnde Kompetenzen* (z.B. dysfunktionaler Kommunikationsstil, mangelnde Problemlösefähigkeiten) in Interaktion mit *situativen Faktoren* (z.B. Konflikte mit dem Partner bzw. der Partnerin, Substanzkonsum, geringe Partnerschaftszufriedenheit) und *kontextuellen Bedingungen* (z.B. soziale Einbettung, soziokulturelle Normen) zu Gewalt disponieren können (Foshee et al., 2001). Je mehr von diesen diversen Risikofaktoren vorliegen, desto höher ist die Wahrscheinlichkeit für Gewalt in der Partnerschaft.

Obschon die Hintergrund-Situations-Theorie ein überzeugendes Erklärungsmodell für Gewalt bei Paaren bietet, konnten die Annahmen empirisch nicht überzeugend bestätigt werden (Luthra & Gidycz, 2006; Pratt et al., 2010), ebenso erfolgte kein Nachweis der Wirksamkeit von Interventionen, welche auf diesem Ansatz basieren (Scott, 2004).

Weiterentwicklung des Ansatzes bezieht das ökologische System nach Bronfenbrenner ein

Systematisch weiterentwickelt wurde die Hintergrund-Situations-Theorie in der ökologischen Systemtheorie (vgl. Abbildung 3). Dabei spielen das *Makrosystem* (Gesellschaft mit ihren Normen und Werten), das *Exosystem* (Einflüsse der Gemeinschaft und Nachbarschaft), das *Mikrosystem* (konfliktreiche, wenig zufriedenstellende Paarbeziehung, dysfunktionales nahes soziales Umfeld) und das *Ontosystem* (genetisch-biologische und psychische Ausstattung des Individuums, Lebensgeschichte und aktuelle Belastungssituation) für das Verständnis von Gewalt in der Partnerschaft eine wichtige Rolle (Dahlberg & Krug, 2002).

Ökosystemischer Ansatz empirisch belegt

Capaldi et al. (2012) konnten Annahmen des ökosystemischen Ansatzes empirisch belegen. Sie zeigten, dass Aspekte sowohl des Ontosystems (gewaltaffine Persönlichkeitseigenschaften, hohe aktuelle Stressbelastung), des Mikrosystems (hohes Konfliktniveau in der Paarbeziehung) als auch des Exosystems (hohe Bevölkerungsdichte, problematisches Wohnquartier) signifikante Prädiktoren für partnerschaftliche Gewalt sind.

In Bezug auf die Prävention oder Behandlung von häuslicher Gewalt postulieren Vertreter:innen dieses Ansatzes, dass Risikopersonen (z.B. solche mit Gewalterfahrung in der Herkunftsfamilie) im Sinne der selektiven Prävention frühzeitig untersucht und mittels Psychoedukation sensibilisiert sowie durch die Vermittlung adäquater Verhaltensstrategien ermächtigt werden sollen, Verhaltensalternativen anstelle von Gewalt zu wählen (Lewis & Fremouw, 2001).

Gewaltprävention sollte auf mehreren Ebenen ansetzen

Prävention von häuslicher Gewalt sollte auf der Basis des ökosystemischen Ansatzes bei den verschiedenen Ebenen ansetzen und individuelle oder familiäre Bedingungen ebenso wie gemeindepsychologische Faktoren berücksichtigen (Capaldi et al., 2012), um die Inzidenz von Gewalt bei Paaren zu senken (Heise, 2011).

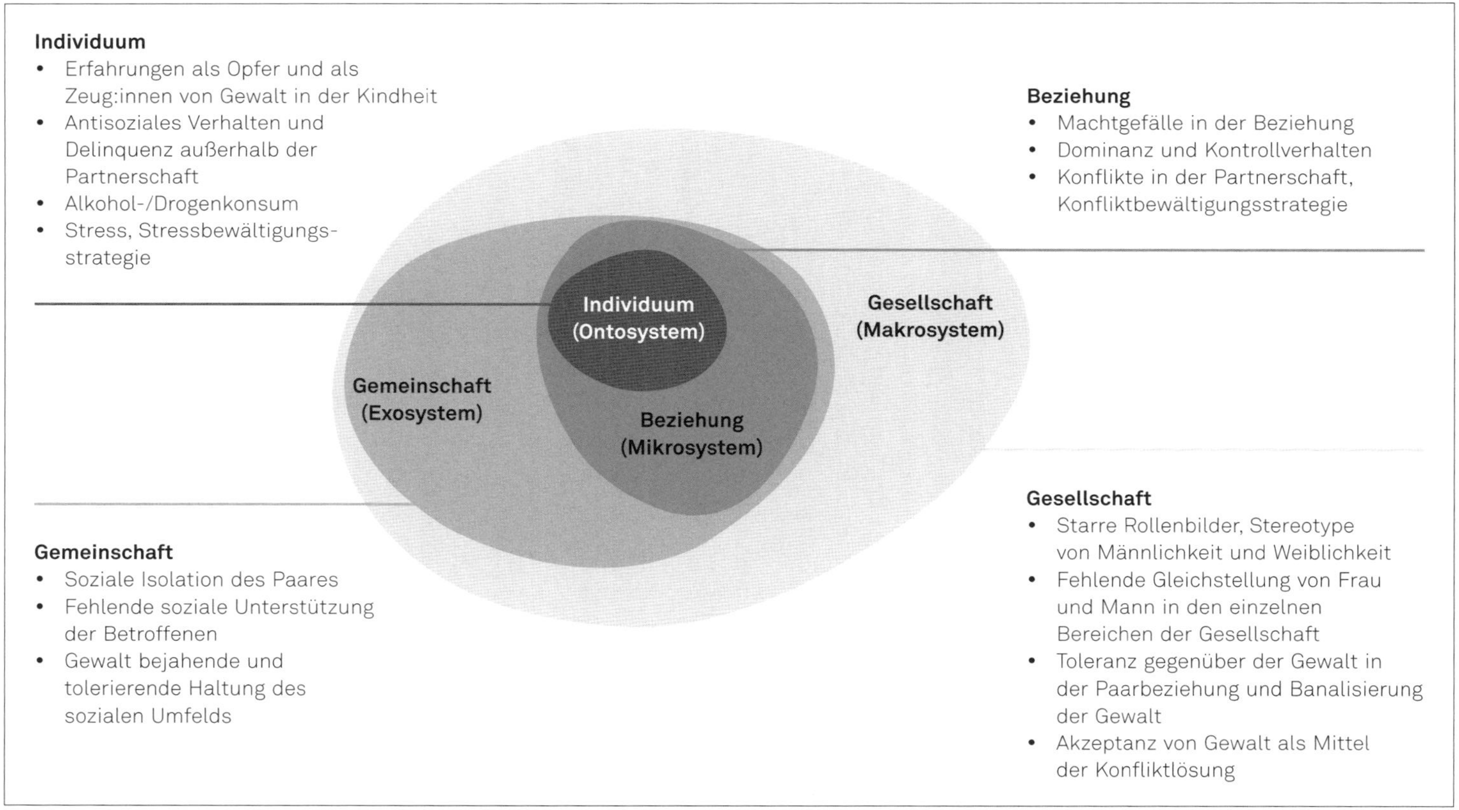

Abbildung 3: Ökosystemisches Modell zur Erklärung von Gewalt (vgl. EBG, 2020b)

Die Angebote können auf einer Ebene angesiedelt sein (z. B. „Anonyme Alkoholiker:innen“) oder auf verschiedenen Ebenen ansetzen, wie dies bei öffentlichen Präventionskampagnen mit Plakaten, Werbespots im TV, breit gestreuten Broschüren, thematischen Straßentheatern, einschlägigen Ausstellungen und Workshops an Schulen oder Fachinstitutionen der Fall ist. Ein erfolgreiches Beispiel für diese Mehr-Ebenen-Intervention zur Reduktion der Gewalt gegenüber Frauen ist beispielsweise das Programm „We can“ (Williams & Aldred, 2011; Heise, 2011).

2.5 Dyadischer Ansatz

Reziprozität der Gewalt – ein lange vernachlässigter Aspekt

Die Tatsache, dass neuere psychologische oder soziologische Studien darauf verweisen, dass häusliche Gewalt am häufigsten ein dyadisches oder reziprokes Phänomen ist, zeigt die Notwendigkeit auf, Gewalt bei Paaren interpersonell zu konzeptualisieren (Capaldi et al., 2019). Dieser Aspekt wurde in früheren Theorien zu wenig oder gar nicht berücksichtigt (Bartholomew & Cobb, 2010) und zwar weder beim soziokulturellen noch beim sozial-lerntheoretischen oder beim ökosystemischen Ansatz. Zwar wurde bei Letzterem die Unzufriedenheit des Paares oder dessen Konfliktniveau berücksichtigt, jedoch lediglich im Bemühen um ein besseres Verständnis von individueller Gewalt. Eine dyadische, interpersonelle Sicht von Gewalt erfolgte auch in diesem Modell nicht.

Gewalt als komplexes dyadisches Phänomen

Gewalt ist aus dyadischer Sicht ein komplexes Phänomen, das sich häufig in einem Aufschaukelungsprozess beider Partner:innen manifestiert (Straus, 1999, 2011). Dabei spielen beide eine ausschlaggebende Rolle, indem sie mit ihrem verbalen, paraverbalen und nonverbalen Verhalten zur Negativitätsspirale und in der Folge zur Eskalation, welche in Gewalt münden kann, beitragen. Oftmals beginnt der Gewaltzyklus mit verbaler Aggression, welche in verbale Gewalt übergeht (Angriffe auf den Selbstwert des anderen, indem der Partner bzw. die Partnerin verspottet, lächerlich gemacht, hässlich beschimpft, persönlich abwertend kritisiert, verächtlich behandelt, bloßgestellt, erniedrigt oder bedroht wird). Verbale Gewalt kann dabei eine Vorstufe von körperlicher Gewalt, eine Substitution (wenn anstelle körperlicher Gewalt psychische Gewalt angewendet wird) oder eine Begleiterscheinung von körperlicher Gewalt sein.

Symmetrische Gewalt in verschiedenen Stichproben und internationalen Studien nachweisbar

Insgesamt ist von einem relativ symmetrischen Prozess auszugehen, wie Straus (2011) in seiner ländervergleichenden Studie, bei der mehr als 200 Untersuchungen berücksichtigt wurden, sowohl bei leichter als auch bei schwerer Gewalt beobachten konnte. Somit wird beispielsweise die soziokulturelle Annahme widerlegt, dass die Symmetrie von Gewalt nur bei leichteren Formen der Gewalt zu finden ist. Auch die Studie von Langhinrichsen-

Rohling et al. (2012) legt nahe, dass bidirektionale oder dyadische Gewalt bei unterschiedlichen Stichproben (Gesamtpopulation, klinische Stichproben, Paare mit unterschiedlicher sexueller Orientierung) die häufigste Form von Gewalt bei Paaren darstellt.

Stress spielt bei dyadischer Gewalt eine wichtige Rolle sowohl bei kritischen Lebensereignissen als auch bei täglichen Widrigkeiten und deren Kumulation (Bodenmann, 2016). Paarexterner und paarinterner Stress wirkt dabei als Auslöser für Gewalt in Interaktion mit Persönlichkeits- und Beziehungsmerkmalen (Bodenmann et al., 2010; Randall & Bodenmann, 2009).

Stress erhöht das Risiko für Konflikte und damit die Wahrscheinlichkeit von Gewalt

Paarkonflikte (als paarinterner Stress) lassen sich als eine der häufigsten Ursachen für Gewalt identifizieren (Marshall et al., 2011): Meinungsverschiedenheiten, unterschiedliche Bedürfnisse oder Ziele münden in einen Machtkampf und gipfeln in Gewalt. Wer dabei zuerst Gewalt anwendet, ist aus dyadischer Perspektive nicht entscheidend, vielmehr steht der gegenseitige Aufschaukelungsprozess im Vordergrund, zu dem beide beitragen und bei dem es keinem der beiden Partner:innen gelingt, aus der Negativdynamik auszubrechen.

Der dyadische Ansatz zur Erklärung von Gewalt bei Paaren wird durch verschiedene Studien gestützt (z. B. Bates, 2016; Langhinrichsen-Rohling et al., 2012; Straus & Gozjolko, 2016; Whitaker et al., 2007).

Im Hinblick auf Prävention und Intervention legt der dyadische Ansatz nahe, dass Gewalt als partnerschaftliches Phänomen thematisiert wird und die Behandlung nicht einseitig auf einen Täter bzw. eine Täterin fokussiert, sondern die Paardynamik in den Blick nimmt und entsprechend bei zwei Hauptpunkten ansetzt: (1) Impuls- und Emotionsregulation bei beiden Partner:innen und (2) Verbesserung der Konfliktkommunikation und der Problemlösekompetenzen.

Behandlung sollte bei den Interaktionsmustern des Paares ansetzen

Merke

Zusammenfassend kann festgehalten werden, dass Gewalt bei Paaren in den meisten Fällen ein dyadisches Phänomen darstellt, zu dem beide mit ihrem verbalen, paraverbalen und nonverbalen Verhalten oder auch mit Vermeidung von Gesprächen oder der Verweigerung von Problemlösungen beitragen. Es sollten daher bei der Prävention und Intervention bei Gewalt vom Typ A und B beide Partner:innen einbezogen werden (und nicht nur der vermeintliche Täter bzw. die vermeintliche Täterin). Eine Behandlung mittels Paartherapie ist hingegen bei Typ C weniger zu empfehlen, da bei diesem Typ in der Regel die Reziprozität keine entscheidende Rolle spielt, sondern Gewalt von einer Person ausgeht.

2.6 Gewaltfördernde Faktoren

Nach der Darstellung der wichtigsten theoretischen Ansätze zur Erklärung von Gewalt bei Paaren wird nachfolgend auf empirisch fundierte Prädiktoren für häusliche Gewalt eingegangen. Dabei werden individuelle, partnerschaftliche, soziale und gesellschaftliche Aspekte berücksichtigt (vgl. Abbildung 3 auf Seite 25).

2.6.1 Individuelle Faktoren

Wichtige Prädiktoren: Gewalterfahrung in der Kindheit, Persönlichkeitsmerkmale

Individuelle Prädiktoren für Gewalt in der Partnerschaft sind persönliche Sozialisationserfahrungen, gewaltaffine Persönlichkeitsmerkale und ein negatives subjektives Befinden sowie soziodemografische Variablen wie ein niedriger sozioökonomischer Status oder eine geringe Bildung (Hammett et al., 2021). Ebenso erweist sich das *Alter* als relevant (es gibt häufiger Gewalt bei jüngeren Paaren). Weiter stellen *Missbrauchs- und Gewalterfahrung in der Kindheit* einen signifikanten Risikofaktor für spätere Gewalterfahrung in der Partnerschaft dar. Zudem spielen Persönlichkeitsmerkmale wie Trait-Ärger, Trait-Aggressivität, Neurotizismus oder Extraversion eine wichtige Rolle, häufig gepaart mit einer niedrigen Frustrationstoleranz und unangemessener Impulskontrolle respektive einer defizitären Emotionsregulation. So können im Zuge von Frustrationen, Zurückweisungen, Bloßstellungen oder Kränkungen negative Gefühle wie Ärger, Wut oder Feindseligkeit nicht angemessen reguliert werden, wodurch die Gefahr für Gewalt steigt (ein Überblick hierzu findet sich bei Capaldi et al., 2012).

Psychische Störungen, insb. Persönlichkeitsstörungen des Clusters B nach DSM-5, sind wichtige Prädiktoren für Gewalt

Yu et al. (2019) wiesen zudem nach, dass das Risiko für Gewalt in der Partnerschaft erhöht ist, wenn psychische Störungen vorliegen. So hatten Personen mit einer Depression, Angststörung, Abhängigkeitsstörung, ADHS oder einer Persönlichkeitsdiagnose ein signifikant höheres Risiko (OR=1.7–4.4) für Gewalt als ihre nicht von einer psychischen Störung betroffenen Geschwister. Lagen Komorbiditäten vor, war die Gewaltdisposition zusätzlich erhöht. Die absoluten Raten von häuslicher Gewalt reichten von 0.1% bis 2.1% für alle Diagnosen über einen Zeitraum von fünf Jahren. Personen mit Alkoholkonsumstörungen (1.7%) und Drogenkonsumstörungen (2.1%) wiesen das höchste Risiko für häusliche Gewalt auf. Eine neuere Metaanalyse zeigt zudem, dass *Bindungsunsicherheit* signifikant häufiger mit häuslicher Gewalt assoziiert ist (Knox et al., 2023).

Die Metaanalyse von Spencer et al. (2022) listet verschiedene Risiko- und Protektivfaktoren auf, welche in Tabelle 9 dargestellt sind.

Hoher Selbstwert und Coping Skills verringern Gewaltrisiko

Als individuelle Protektivfaktoren werden ein funktionales individuelles Coping, ein solider Selbstwert sowie Empathiefähigkeit genannt, wobei der Selbstwert und die Empathiefähigkeit nur beim Mann signifikant negativ

Tabelle 9: Individuelle Risiko- und Protektivfaktoren für häusliche Gewalt (nach Spencer et al., 2022)

	Männer	Frauen
Risikofaktoren		
Trait-Ärgerlichkeit	.32***	.34***
Narzissmus (Mann), Borderline (Frau)	.28***	.37***
Gewaltbejahende Einstellungen	.27***	$.14^{ns}$
Antisoziale Persönlichkeit	.27***	.31***
Drogenmissbrauch	.23***	.21***
Impulsivität	.23***	.14***
Vorstellungen von traditionellen Geschlechtsrollen	.19***	–
Unsichere Bindung	.14***	.23***
Protektivfaktoren		
Individuelles Coping	–.20***	–.14***
Selbstwert	–.13***	$-.11^{ns}$
Empathie	–.14***	–

Anmerkung: *** <.001; ns = nicht signifikant.

mit Gewalt assoziiert waren. Die gefundenen Protektivfaktoren lassen sich gut mit der Diathese-Stress-Hypothese in Einklang bringen. Wenn jemand einen hohen Selbstwert aufweist (Diathese) und in der Lage ist, die physiologische Stresserregung mittels angemessener Stressbewältigung zu reduzieren, senkt dies die Wahrscheinlichkeit für Typ-A- und Typ-B-Gewalt gegenüber dem Partner bzw. der Partnerin. Die Empathiefähigkeit dürfte vor allem bei Typ-C-Gewalt im Zusammenhang mit kulturellen Wertorientierungen eine Rolle spielen.

2.6.2 Interpersonelle Faktoren

Gewalt tritt gehäuft infolge von Trennung oder Scheidung auf

Auf der Beziehungsebene erweist sich der *Beziehungsstatus* insofern als relevant, als verheiratete Paare ein geringeres Gewaltrisiko aufweisen als zusammenlebende nicht verheiratete Paare. Paare in Trennung oder Scheidung weisen das höchste Gewaltrisiko auf (Capaldi et al., 2012).

Unzufriedenheit in der Beziehung als Prädiktor

Eine niedrige *Beziehungszufriedenheit* geht bei Frauen wie Männern mit einer höheren Bereitschaft zu Gewalt einher, wobei insbesondere eine dysfunktionale Konfliktkommunikation eine zentrale Rolle spielt (Hammett et al., 2021). Selbst nach Kontrolle von Schichtzugehörigkeit, Alkoholkonsum und gewaltbejahenden Einstellungen erweist sich diese Variable als signifikanter Prädiktor für Gewalt in Paarbeziehungen (Capaldi et al., 2012). Dies ist insofern eine wertvolle Erkenntnis, als die Konfliktkommunikation durch Paartherapie gezielt verbessert werden kann (Bodenmann, 2012; Schindler et al., 2019). Weiter korrelieren negative Emotionen, insbesondere Eifersucht sowie dominantes und kontrollierendes Verhalten des Partners bzw. der Partnerin mit einem höheren Risiko für häusliche Gewalt (EBG, 2020a).

Risiko für häusliche Gewalt: Eltern mit zusätzlichem Suchtproblem oder psychischen Problemen

Interessant ist zudem, dass Gewalt bei Paaren häufiger vorkommt, wenn das Paar Kinder hat (1.4 % versus 1.1 %), und häufiger assoziiert ist mit problematischem Alkoholkonsum (OR=7.7) und psychischen Problemen (OR=4) im Falle von Kindern (Bair-Merritt et al., 2008). Dieser Befund dürfte vor allem auf mehr Stress und Überforderung zurückzuführen sein, die Paare mit Kindern häufig erleben.

Das Konfliktmuster Demand-Withdraw erweist sich als besonders gewaltrelevant

In der Metaanalyse von Spencer et al. (2022) finden sich diverse interpersonelle Faktoren als Prädiktoren für häusliche Gewalt, allen voran bei Männern das sogenannte Demand-Withdraw-Muster, welches in der Partnerschaftsforschung konsistent mit einer niedrigen Beziehungszufriedenheit korreliert ist (Eldridge & Christensen, 2002). Bei diesem Interaktionsmuster wird starkes Drängeln und Quengeln von Partner:in A mit Rückzug und Vermeidung seitens Partner:in B beantwortet. Weitere interpersonelle Risiko- und Protektivfaktoren sind in Tabelle 10 dargestellt. Das Demand-Withdraw-Muster hängt insbesondere bei Männern stärker mit Gewalt gegenüber dem Partner bzw. der Partnerin und gegenüber den Kindern zusammen.

Schutzfaktoren: Angemessene Kommunikation und Problemlösung

Als Protektivfaktoren erweisen sich angemessene Kommunikations- und Problemlösekompetenzen sowie bei beiden eine hohe Beziehungszufriedenheit. Eine längere Beziehungsdauer scheint nur bei den Männern von Bedeutung zu sein und mit einem niedrigeren Gewaltrisiko einherzugehen.

2.6.3 Soziale und gesellschaftliche Faktoren

Neben individuellen und partnerschaftlichen Variablen spielen auch soziale und gesellschaftliche Faktoren gemäß dem ökosystemischen Ansatz bei Gewalt in der Partnerschaft (vgl. Kapitel 2.4) eine wichtige Rolle. Innerhalb dieser Variablen erweist sich einerseits die soziale Isolation als ein bedeutender Risikofaktor für Gewalt in der Partnerschaft, andererseits übt die soziale Unterstützung eine Schutzfunktion aus (Capaldi et al., 2012).

Ökonomische Gleichstellung und egalitäre Rolleneinstellungen reduzieren das Risiko von Gewalt

Relevant für Gewalt bei Paaren sind zudem gesellschaftliche Aspekte wie die juristische, politische und ökonomische Gleichstellung von Frauen und Männern, die mit geringerer Gewalt einhergeht, während die Akzeptanz von ge-

Tabelle 10: Interpersonelle Risiko- und Protektivfaktoren für häusliche Gewalt (nach Spencer et al., 2022)

	Männer	Frauen
Risikofaktoren		
Demand-Withdraw-Muster	.42***	.16*
Macht in der Partnerschaft	.17***	.20*
Gewalt gegenüber Kindern	.18***	.13***
Protektivfaktoren		
Kommunikationskompetenzen	−.22***	−.17***
Problemlösekompetenzen	−.17***	−.25***
Partnerschaftszufriedenheit	−.25***	−.26***
Beziehungsdauer	−.13***	−.06

Anmerkungen: * $p<.05$; *** $p<.001$.

Beziehungsvariablen spielen eine wichtige Rolle beim Verständnis von Gewalt bei Paaren

schlechterhierarchischen Einstellungen in der Gesellschaft das Risiko für Gewalt gegenüber Frauen erhöhen kann (EBG, 2020a). Zur Rolle des nachbarschaftlichen Kontextes liegen uneinheitliche Befunde vor (Capaldi et al., 2012).

3 Diagnostik

Sorgfältige Diagnostik unverzichtbar

Wie in Kapitel 2 aufgezeigt wurde, können drei Typen von Gewalt (A, B und C) bei Paaren unterschieden werden. Entsprechend wichtig ist es für eine erfolgreiche Intervention, den Typ von Gewalt sorgfältig und akkurat zu erfassen und die Behandlung danach auszurichten.

3.1 Funktionale Bedingungsanalyse

Eine sorgfältige funktionale Bedingungsanalyse (mithilfe des SORCK-Schemas) ist bei Gewalt von zentraler Bedeutung, um zu verstehen, um welchen Typ Gewalt es sich handelt (A, B oder C), und um eine richtige Indikation mit passenden Zielen und einem entsprechenden Behandlungsfokus zu ermöglichen.

Dyadisches SORCK-Modell

Im Unterschied zum SORCK-Schema in der individualtherapeutischen Diagnostik (Bartling et al., 2016), wird bei Paaren versucht, die Situation im dyadischen Kontext abzubilden und die auslösenden und aufrechterhaltenden Bedingungen von Gewalt zu erfassen. Dazu exploriert man bei beiden Partner:innen, wann, wo und bei wem (S-Variable) die Gewalt insbesondere auftritt, wie sich beide in der Situation verhalten (R-Variable) und welche Konsequenzen (K-Variable) in welchem zeitlichen Verhältnis (C-Variable) darauf folgen.

Informationen bei beiden Partner:innen erheben und durch Fragebogendaten ergänzen

Die Informationen sammelt man bei beiden Partner:innen und bezieht die Sichtweise beider in die funktionale Bedingungsanalyse ein. Bei diskrepanten Wahrnehmungen wird die jeweilige Sicht (von Partner:in A und Partner:in B) notiert. Die O-Variable wird bei beiden Personen unabhängig voneinander erfasst und in das SORCK-Gesamtmodell eingetragen. Alle Informationen werden direkt beim Paar exploriert und durch Angaben aus den Fragebögen ergänzt, welche beide Partner:innen jeweils unabhängig voneinander ausfüllen. Das Fragebogenset umfasst Variablen wie (1) Partnerschaftszufriedenheit, (2) Kommunikationsqualität, (3) dyadisches Coping, (4) Problembereiche, (5) Erwartungen an die Partnerschaft, (6) psychisches Befinden beider Partner:innen sowie im Falle von Gewalt die Conflict Tactic Scale (CTS) oder den Fragebogen zu Gewalt innerhalb der Partnerschaft (FGP).

Abbildung 4 zeigt ein typisches SORCK-Modell im Rahmen einer Paartherapie.

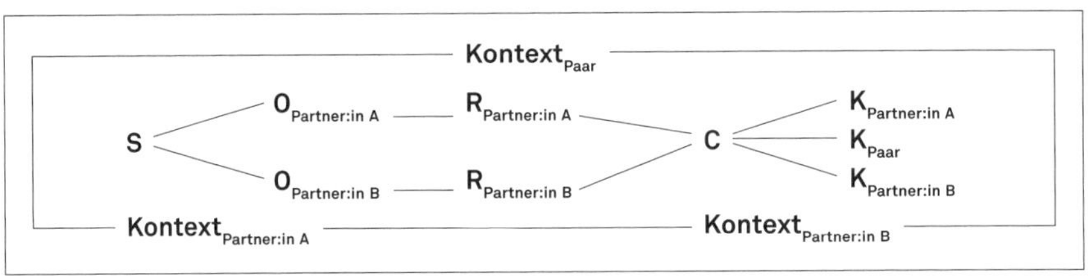

Abbildung 4: SORCK-Modell bei Paaren

Nachfolgend werden die einzelnen Variablen des SORCK-Modells kurz dargestellt und anschließend anhand eines Fallbeispiels illustriert.

Variablen des SORCK-Modells bei Paaren

S-Variable: Wo, bei wem und wann tritt Gewalt auf

S-Variable (Stimuli/Situationen). Diese Variable gibt an, in welchen Situationen die Gewalt auftritt. Die folgende Information wird bei beiden Partner:innen exploriert und übereinstimmende Aussagen eingetragen, diskrepante Aussagen werden vermerkt:

Ebenso wichtig: Wo, bei wem und wann nicht?

- $S_{personenbezogen}$: *Bei wem tritt Gewalt auf, bei wem nicht?* (Tritt Gewalt nur gegenüber dem Partner bzw. der Partnerin auf, oder auch gegenüber anderen Personen? Wenn ja, bei welchen?)

- $S_{zeitbezogen:}$ *Wann tritt Gewalt auf, wann nicht?* (Welches sind typische Auslöser für Gewalt? Sind diese inhaltlich [z. B. bei Kritik, Anforderungen, Stress, Alkoholkonsum, Zurückweisungen] oder zeitlich einordbar [immer abends, am Wochenende]?)
- $S_{ortbezogen:}$ *Wo tritt die Gewalt auf, wo nicht?* (Tritt Gewalt nur zu Hause oder auch in anderen Kontexten auf? Gibt es innerhalb der Wohnung bzw. des Hauses spezifische Ort, die mit Gewalt assoziiert sind, z. B. Schlafzimmer?)

O-Variable: Erfassung von Genetik, Biologie und psychologischen Trait-Aspekten

O-Variable (Organismusvariable). Welche Informationen hat man von Partner:in A und Partner:in B in Bezug auf Gewalt in der Herkunftsfamilie, Persönlichkeitsmerkmale, Kompetenzen etc.? Die Informationen werden im SORCK-Modell unter der O-Variable bei der jeweiligen Person aufgeführt, vor allem folgende Aspekte:

- *genetische Prädisposition* (Gibt es Hinweise auf Gewalt, Delinquenz, Kriminalität oder strafrechtliche Verurteilungen in der Herkunftsfamilie [Eltern, nahe Verwandte]? Dies könnte Hinweise auf eine erbliche Belastung geben, aber auch für eine einschlägige gewaltaffine Sozialisation sprechen [Gewaltmodelle]),
- *biologische Konstitution* (vegetative Reagibilität und Temperament),
- *Trait-Ärgerlichkeit, Trait-Aggression,*
- *Trait-Ängstlichkeit,*
- *Neurotizismus,*
- *Narzissmus,*
- *antisoziale Persönlichkeit, narzisstische Persönlichkeit, Borderline-Persönlichkeit,*
- *Frustrationstoleranz* (Wie gelingt es der Person, mit Frustrationen, Zieldurchkreuzungen und Misserfolgen umzugehen?),
- *Fähigkeit zum Verstärkeraufschub* (Kann die Bedürfnisbefriedigung aufgeschoben werden oder muss sie unmittelbar und nach den Vorstellungen der Person erfolgen?),
- *Sozialkompetenz* (Hat die Person die Kompetenz, um Störendes angemessen anzusprechen, sich mit gesunder Assertivität Gehör zu verschaffen und sich abzugrenzen?),
- *Emotionsregulationskompetenz* (Hat die Person die Fähigkeit, eigene Gefühle angemessen wahrzunehmen, sie adäquat ausdrücken und regulieren zu können?),
- *Coping-Kompetenz* (Kann die Person Probleme selbst angemessen lösen und Stress individuell konstruktiv bewältigen oder greift sie auf dysfunktionale Bewältigungsstrategien zurück wie Alkohol, Medikamente, Drogen, Bagatellisierung, Verdrängung oder Verleugnung, Selbst- und Fremdvorwürfe?),
- *Einstellungen zu Gewalt* (Hat die Person gewaltbejahende Einstellungen, patriarchalische Einstellungen, ein traditionelles Rollenverständnis oder ein abwertendes Frauenbild?),

Frustrationstoleranz und Kompetenzen spielen eine wichtige Rolle

Einstellungen zu Gewalt, Wertvorstellungen und Rollenbilder spielen eine wichtige Rolle

Informationen zu Selbstwert, Kontrollüberzeugungen, Attributionsstil und Intelligenzdefizite von Bedeutung

- *Selbstwert* (Wie ist der Selbstwert der Person? Liegt ein schwacher, defizitärer Selbstwert vor?),
- *Kontrollüberzeugungen* (Fühlt sich die Person in der Lage, konstruktiv Einfluss auf Geschehnisse zu nehmen und sich in der Partnerschaft mit eigenen Vorstellungen, Bedürfnissen und Zielen einzubringen?),
- *Attributionsstil* (Wie werden negative Ausgänge attribuiert? Sind immer andere schuld? Ist immer der Partner bzw. die Partnerin für Negatives verantwortlich?),
- *Intelligenz* (Liegen Intelligenzbeeinträchtigungen vor?).

R-Variable gibt wichtige Hinweise auf Gewalttyp

R-Variable (Reaktion). Diese Variable wird im SORCK-Modell ebenfalls in Bezug auf Partner:in A und Partner:in B dargestellt, wobei auch vermerkt werden kann, wer die Gewalt in der Regel initiiert (Partner:in A, Partner:in B oder beide zusammen):

- $R_{behavioral:}$ Wie verhält sich die Person? Was trägt er bzw. sie zur Gewalt bei? Mit welchem Verhalten? Welche Form von Gewalt zeigt er bzw. sie?
- $R_{kognitiv:}$ Was geht der Person durch den Kopf? Welche Erwartungen und Einstellungen werden sichtbar? Wie interpretiert sie Verhaltensweisen anderer? Welche Kausalattributionen nimmt sie vor? Wen macht sie verantwortlich für die negativen Konsequenzen? Ist die Person zur Perspektivenübernahme fähig?
- $R_{emotional:}$ Welche Gefühle werden in der Situation erlebt? Sind es eher externalisierende Gefühle (z. B. Ärger, Groll, Wut, Hass) oder internalisierende Gefühle (z. B. Angst, Traurigkeit, Neid, Eifersucht, Hader, Bitterkeit)? Ist die Person zu Anteilnahme und Empathie fähig? Erlebt die Person Reue und Schuldgefühle?
- $R_{physiologisch:}$ Geht der Gewalt eine starke physiologische Erregung voraus? Wird sie von starker physiologischer Erregung begleitet? Oder ist die Person kaltblütig und unberührt?

Wirkung der Gewalt

C-Variable (Kontingenz). Die C-Variable gibt Hinweise darauf, welche Wirkung mit der Gewalt erzielt wird:

- *Kontiguität* (Treten die Effekte [Konsequenzen] unmittelbar nach der Gewaltäußerung auf [z. B. Einschüchterung des Partners bzw. der Partnerin, Einlenken/Nachgeben, Erreichen der Ziele etc.]?),
- *Konsistenz* (Treten die Effekte regelmäßig und vorhersehbar auf?).

Konsequenzen der Gewalt

K-Variable (Konsequenzen). Die K-Variable gibt Hinweise darauf, welche Folgen die Gewalt hat:

- *Qualität* (Sind auf die Gewaltäußerung positive [C^+] oder negative Verstärkungsprozesse [$\not{C}^-$] erkennbar?),
- *Zeit* (Welches sind kurzfristig positive oder negative Konsequenzen? Welches sind langfristig positive oder negative Konsequenzen?).

Kontextvariable

Kontextvariable. Zusätzlich dient die Kontextvariable dem besseren Verständnis der Gewalt, indem sie folgende Aspekte genauer in den Blick nimmt:

- *Kontext des Paares* (Lebenssituation des Paares),
- *Kontext von Partner:in A* (Herkunftsfamilie, kultureller und sozialer Hintergrund, Bildungsniveau, eigene Gewalterfahrungen, Traumatisierungen, frühere Beziehungserfahrungen etc.),
- *Kontext von Partner:in B* (Herkunftsfamilie, kultureller und sozialer Hintergrund, Bildungsniveau, eigene Gewalterfahrungen, Traumatisierungen, frühere Beziehungserfahrungen etc.).

Fallbeispiel: Paar K. – SORCK-Modell

Das Paar K. (er ist 49 Jahre alt, sie ist 47 Jahre alt, die gemeinsame Tochter ist 15 Jahre alt) sucht eine Paartherapie auf, weil sich beide nicht sicher sind, ob sie die Beziehung weiterführen wollen. Sie sind seit etwas mehr als 15 Jahren zusammen. Die Beziehung habe sich in den letzten fünf Jahren kontinuierlich verschlechtert. Zu Beginn der Partnerschaft hätten sie kaum Konflikte gehabt. Seit er zum Direktionsmitglied aufgestiegen sei, würden sich gravierende Zusammenstöße häufen. Er hätte keine Zeit mehr für sie, sei auch zu Hause abwesend und nicht interessiert an ihr und sei nicht mehr zärtlich. Die meiste Zeit sei er emotional kühl und distanziert zu ihr. Er würde sie nicht mehr lieben. Dass er so viel weg sei, sei verdächtig, vielleicht habe er eine Geliebte. Bei ihren Schilderungen hat sie einen anklagenden und quengelnden Tonfall.

Der Mann nimmt seine Frau als fordernd, quengelnd und nörgelnd wahr und beschreibt sie als grenzüberschreitend. Er fühle sich konstant von ihr verfolgt und könne ihren Ansprüchen nie genügen. Seit er beruflich mehr Stress habe, werfe sie ihm ständig vor, sie zu vernachlässigen, was nicht stimme. Er sei ein Perfektionist und wolle seine Arbeit gut machen. Seine Eltern seien sehr leistungsorientiert gewesen und hätten ihn immer zu Bestleistungen angetrieben. Er wirkt insgesamt selbstunsicher, macht sich viele Selbstvorwürfe und beschreibt sich als Zweifler und Grübler.

Hauptthema sind Konflikte darüber, dass sie sich von ihm im Stich gelassen fühlt, dass er nicht würdigt, was sie für ihn und die Familie geleistet hat, und sich keine Zeit für die Beziehung nimmt. Sie empfindet starken Groll und Bitterkeit. Sie sei nie auf ihre Rechnung gekommen, während er sich beruflich verwirklichen konnte. Sie beschreibt sich als ehrgeizig, hätte selbst gerne Karriere gemacht und musste stattdessen mit ihren Bedürfnissen zurückstehen. Da sie aus einem Elternhaus stammt, in dem der Vater die Mutter betrogen hatte und es zur Scheidung gekommen war, als sie zwölf Jahre alt war, empfindet sie häufig das Gefühl von Ungerechtigkeit. Sie komme überall im Leben zu kurz. Sie beschreibt sich als nachtragend, auch ihren Eltern habe sie die Scheidung nie verziehen. Es sei ihr nachher jahrelang sehr schlecht gegangen und sie habe in jener Zeit eine Essstörung entwickelt.

Die Frau hat jüngst eine Bekanntschaft gemacht, noch sei bisher nichts gelaufen, wie sie sagt. Sie genieße jedoch die Aufmerksamkeit des neuen Mannes und spüre eine spirituelle Verbundenheit, ja, eine „Seelenverwandtschaft". Dieses Gefühl sei auch zu Beginn zu ihrem Mann nicht vorhanden gewesen. Sie sei nun hin und her gerissen. Ihre Tochter halte sie noch in dieser Beziehung, doch sei sie bald erwachsen, dann würde sie ihren Mann verlassen.

Der Mann reagiert eifersüchtig und mit einer gewissen Verbitterung auf die Affäre und fühlt sich hintergangen. Er merkt an, dass er ihr nie genügen könne und sich hilflos und ausgeliefert fühle. Sie sei diejenige, die alles bestimme.

In der dritten Sitzung kommt es zur Thematisierung von Gewalt. Sie beschreibt, dass die Gewalt damit begonnen habe, dass er bei einem Streit sie zuerst beschimpft und abgewertet und dann in der Erregung ein Glas zu Boden geworfen habe. Dieses sei zersprungen und eine Scherbe habe sie am Knöchel getroffen und verletzt. Sie habe daraufhin unter Schock gestanden und habe am selben Abend die Koffer gepackt. Eine Freundin habe sie und ihre Tochter für zwei Wochen bei sich aufgenommen. Er hatte verzweifelt darauf reagiert und war in panischer Angst, dass die Polizei vorfahren und ihn verhaften würde. Er dachte, nun sei alles aus, sie würde ihn schon früher als angekündigt verlassen. Er sei an diesem Abend völlig eingebrochen und habe zur Flasche gegriffen, was ihm bisher nie passiert sei. Er habe sich einsam und verstoßen, resigniert und hoffnungslos gefühlt.

Der Mann hat daraufhin auf Anraten von Freunden eine Einzeltherapie begonnen, in welcher ihm Kompetenzen in gewaltfreier Kommunikation und angemessener Emotionsregulation vermittelt werden. Auf diese Initiative hin und sein Bitten, dass sie doch wieder nach Hause kommen solle, zog sie wieder bei ihm ein. Die Tochter strafte ihn mit Rückzug und redet mehrere Tage kein Wort mit ihm.

Bei einem neuerlichen Konflikt verweigerte der Mann nach einer verbalen Eskalation das Gespräch. Als sie nicht aufhörte, ihn zu bedrängen, schloss er sich in den Bastelraum ein und bat sie, ihn in Ruhe zu lassen. Die Frau beschimpfte ihn vor der Türe weiter, trat gegen diese und schrie, er solle öffnen, sonst würde sie die Türe eintreten oder mit einem Hammer zu Kleinholz schlagen. Schließlich öffnete er und bat sie wegzugehen. Sie trat nahe an ihn heran und fuhr fort, ihn zu beschimpfen. Unter anderem nannte sie ihn „eine egoistische Missgeburt", „eine Nullnummer" und „keinen richtigen Mann". Sie bestreitet den Vorgang und die Wortwahl nicht. Sie sei außer sich gewesen.

Er schrie, dass sie aufhören solle, wollte sich zurück in den Bastelraum zurückziehen, doch sie versperrte ihm den Weg. Der Streit eskalierte. Er drängte sich an ihr vorbei und wollte aus dem Haus. Dabei stieß er sie weg. Sie verlor das Gleichgewicht, prallte gegen ein Gestell und brach sich eine Rippe. Im Spital wurde die behandelnde Ärztin misstrauisch und erkundigte sich nach häuslicher Gewalt. Die Frau bestätigte, dass ihr Mann sie misshandelt habe.

Auf die Nachfrage in der Therapie, warum sie ihren Mann nicht in Ruhe gelassen habe, obgleich er versucht hatte, Strategien aus der gewaltfreien Kommunikation anzuwenden, erwiderte sie, dass er auch mal spüren solle, wie es sich anfühle, wenn sich andere nicht für einen interessieren. Ihm sei es auch egal, wie es ihr gehe, wie sie sich fühle.

Sie empfand offensichtlich Genugtuung darüber, dass sich ihr Mann aufgrund des Vorfalls selbst schwere Vorwürfe machte sowie dass die Behörden wegen Körperverletzung ermittelten.

Die 15-jährige Tochter bekam den Konflikt nachträglich durch die Schilderung der Mutter mit und war verstört und verängstigt. Die Tochter sehe nun das „wahre Gesicht“ ihres Vaters, meinte Frau K.

Im SORCK-Modell zeigt sich folgendes Bild:

Paarspezifische Gewaltproblematik

S-Variable: Die S-Variable zeigt klare Auslöser für die Gewalt und spricht für eine paarspezifische Problematik. Die Gewalt tritt nur bei der Ehefrau auf, in keinen anderen Situationen und gegenüber keinen anderen Personen. Auslöser für die Gewalt seitens des Mannes sind starke Vorwürfe und Abwertungen der Frau, auf Anklagen und Nörgeln folgend. Es sind Situationen, in denen der Mann sich bedrängt und in die Ecke gedrängt fühlt. Hinzu kommen eine starke Eifersucht und eine emotionale Destabilisierung des Mannes durch die Affäre seiner Frau, sodass er auf Kritik besonders dünnhäutig und ängstlich reagiert. Sie ihrerseits neigt zu Demand-Verhalten, wenn sie sich nicht beachtet und zu wenig wertgeschätzt fühlt.

Relevante Schemata und Charakterzüge

O-Variable: Bei der Frau erweisen sich ihr Schema sowie gewisse Charakterzüge als relevant für das Verständnis der Gewalt. Das Schema des Mannes führt zu exzessivem Arbeiten und zur Vernachlässigung der Frau.

O-Variable$_{Frau:}$ Schema der Ungerechtigkeit und des Zu-kurz-Kommens, Ehrgeiz, Hang zum Nachtragen.

O-Variable$_{Mann:}$ Perfektionismus-Schema, geringer Selbstwert.

R-Variable: Bei der R-Variable wird deutlich, dass beide mit ihrem jeweiligen Verhalten zum Gewaltprozess beitragen. Die Kognitionen beider Partner:innen untermauern dyadische Spannungen als Ursache für die

Gewalt. Bei der Frau finden sich viele Kognitionen der Vernachlässigung und Zurückweisung, einer mangelnden Fairness, was mit Groll und Verbitterung einhergeht. Die Kognitionen des Mannes weisen auf starke Insuffizienzgefühle hin und das Gefühl, ihr ausgeliefert zu sein. Groll und Bitterkeit seitens der Frau und Eifersucht seitens des Mannes spielen im Gewaltprozess eine bedeutende Rolle.

Verhalten beider befördert Gewalt

$R_{behavioral\ Frau:}$ Fordern, Quengeln, Nörgeln, nimmt ihn „in die Mangel", treibt ihn in die Enge, macht Vorwürfe und beschimpft ihn, respektiert seine Abgrenzungsversuche nicht, verfolgt ihn, tritt gegen die Türe.

$R_{behavioral\ Mann:}$ Beschimpfen und Abwerten der Frau, wirft Glas zu Boden, Verweigerung der Kommunikation und Rückzug, Bitten, wegzugehen, ihn in Ruhe zu lassen, Schreien, grobes Wegstoßen der Frau, Alkoholkonsum nach Gewaltvorfall.

Frau: Kognitionen der Vernachlässigung und Zurückweisung lösen Groll und Verbitterung aus

$R_{kognitiv\ Frau:}$ „Er hat keine Zeit mehr für mich", „Er ist ständig auch zu Hause abwesend und desinteressiert", „Er ist emotional kühl und distanziert", „Er lässt mich im Stich", „Er ist nicht mehr zärtlich", „Er liebt mich nicht mehr", „Dass er so viel weg ist, ist verdächtig, vielleicht hat er eine Geliebte", „Ich bin nie auf meine Rechnung gekommen, du hast dich beruflich verwirklichen können, ich nicht", „Du lässt mich im Stich", „Du würdigst nicht, was ich für dich und die Familie geleistet habe", „Ich hätte selbst gerne Karriere gemacht, aber musste zurückstehen", „Ich komme überall im Leben zu kurz", „Dieser neue Mann schenkt mir Aufmerksamkeit", „Zu ihm fühle ich eine spirituelle Verbundenheit und Seelenverwandtschaft", „Ich bleibe nur wegen unserer Tochter in dieser Beziehung, wenn sie erwachsen ist, gehe ich", „Er soll auch mal spüren, wie es sich anfühlt, wenn sich andere nicht für einen interessieren", „Ihm ist es egal, wie es mir geht, wie ich mich fühle", „Die Tochter hat nun das wahre Gesicht ihres Vaters gesehen".

Mann: Kognitionen weisen auf Gefühle der Insuffizienz und des Ausgeliefertseins

$R_{kognitiv\ Mann:}$ „Sie verfolgt mich ständig", „Ich kann ihren Ansprüchen nie genügen", „Ich fühle mich hintergangen", „Ich bin ihr ausgeliefert", „Sie bestimmt alles", „Die Polizei wird vorfahren und mich verhaften", „Nun ist alles aus, sie wird mich verlassen", „Ich fühle mich verstoßen", „Es gibt keinen Ausweg".

Groll, Bitterkeit und Eifersucht spielen eine wichtige Rolle

$R_{emotional\ Frau:}$ Verunsicherung, dass der Mann so viel weg ist, Angst, dass er eine Geliebte haben könnte, sie nicht mehr liebt, Groll und Bitterkeit.

$R_{emotional\ Mann:}$ Eifersucht, Schuldgefühle, Hilflosigkeit, Hoffnungslosigkeit, Resignation, Verzweiflung, Deprimiertheit, Einsamkeit.

$R_{physiologisch\ Frau:}$ Starke Erregung.

$R_{physiologisch\ Mann:}$ Starke Erregung.

Kontextvariable: Der Kontext ist für das Verständnis der Gewalt von großer Bedeutung. Bei der Frau werden alte Erinnerungen wachgerufen, beim Mann wird ein altes Thema von früher aktiviert.

Kontext für Verständnis der Gewalt wichtig

Kontextvariable$_{Paar:}$ Beruflicher Stress des Mannes und wenig gemeinsame Zeit für das Paar, geringe Beziehungszufriedenheit bei beiden, 15-jährige Tochter, Affäre der Frau, Koalition zwischen Mutter und Tochter (die Mutter zieht mit Tochter zur Freundin, sie schildert der Tochter die Gewaltvorfälle und diskreditiert den Vater), Einschaltung der Behörden wegen häuslicher Gewalt, drohende Trennung oder Scheidung.

Kontextvariable$_{Frau:}$ Scheidung der Eltern im Alter von 12 Jahren, anschließend hohe psychische Belastung und Entwicklung einer Essstörung, sozial vermutlich gut integriert (Freundin nimmt sie nach Gewaltvorfall bei sich auf).

Kontextvariable$_{Mann:}$ Beruflich erfolgreich, Beförderung zum Direktionsmitglied mit anschließend hohem Arbeitspensum und viel Druck, leistungsorientiertes Elternhaus, hat Tipp für eine Psychotherapie von Freunden bekommen, was darauf schließen lässt, dass er sich mit seinen Sorgen an jemanden wenden kann und ein funktionierendes soziales Netzwerk aufweist.

Kontingenzen (C-Variable): Die Konsequenzen erfolgen jeweils kontingent auf die Gewaltäußerung durch (1) Auszug der Frau aus dem gemeinsamen Haus, (2) ärztliche Behandlung von Frau nach zweitem Gewaltvorfall, (3) Abstrafung durch Tochter sowie (4) polizeiliche Ermittlung wegen häuslicher Gewalt.

K-Variable (Konsequenzen): Bei beiden finden multiple positive und negative Verstärkerprozesse statt.

Positive und negative Verstärkerprozesse

Konsequenzen$_{für\ Frau:}$ C^- Knöchelverletzung beim ersten Vorfall von Gewalt, C^- Rippenbruch bei der zweiten Gewaltszene, C^+ Genugtuung, dass ihr Mann sich Selbstvorwürfe macht und Schuldgefühle hat, C^+ Genugtuung, dass gegen ihn ermittelt wird, C^+ Koalition mit Tochter und damit engere Bindung mit ihr.

Konsequenzen$_{für\ Mann:}$ $\not{C}^+$ Liebesentzug durch Tochter, C^- strafrechtliche Verfolgung, $\not{C}^+$ drohende Trennung oder Scheidung.

Das SORCK-Modell gibt eindeutige Hinweise auf Typ-A-Gewalt (vgl. Tabelle 4 auf Seite 10). Auslöser für die Gewalt sind interpersonelle Konflikte mit starken Abwertungen und persönlichen Beleidigungen sowie intrusivem Verhalten. Behandlungsrelevant sind zudem die Schemata der beiden Partner:innen sowie die Bearbeitung des Kontextes (hohes Stressniveau des Mannes mit Vernachlässigung der Frau und

Ergebnis Bedingungsanalyse: Intervention auf Paarebene indiziert

Außenbeziehung der Frau). Eine Paartherapie ist aufgrund des SORCK-Modells indiziert.

3.2 Erfassung von Gewalt in der Partnerschaft mittels Fragebögen

Standardisierte und normierte Fragebögen nutzen

Zur Erfassung von Gewalt bei Paaren wurden verschiedene Fragebögen entwickelt, von denen die *Conflict Tactic Scale* (CTS) die bekannteste Skala ist. Dieses Instrument wird sowohl in der Forschung als auch in der Praxis häufig eingesetzt und gibt Hinweise auf die Art und Intensität der häuslichen Gewalt. Der *Fragebogen zu Gewalt innerhalb der Partnerschaft (FGP)* erfasst neben der Art und Intensität von Gewalt die Initiierung von Gewalt sowie emotionale und physiologische Reaktionen bei beiden Partner:innen.

3.2.1 Conflict Tactic Scale (CTS)

CTS erfragt Art der Gewalt und Schweregrad der Verletzungen

Die *Conflict Tactic Scale* (CTS; Straus, 1979) erlaubt mit 66 Items, die Art der Gewalt (physisch, psychisch oder sexuell) und den Schweregrad der Verletzung zu erfassen. Sie liegt in revidierter Version als CTS2 (Straus et al., 1996) vor. Der Fragebogen hat vier Subskalen:

- *psychische Gewalt* (16 Items, z. B. „Mein:e Partner:in nannte mich fett oder hässlich"),
- *physische Gewalt* (24 Items, „Mein:e Partner:in hat den Arm von mir verdreht oder mich an den Haaren gezogen"),
- *sexuelle Gewalt* (14 Items, z. B. „Mein:e Partner:in zwang mich, Sex ohne Kondom zu haben") sowie das
- *Ausmaß an Verletzungen* (12 Items, z. B. „Ich hatte eine Verstauchung, eine Prellung oder eine kleine Schnittwunde aufgrund eines Streits mit meinem bzw. meiner Partner:in").

Die Auftretenshäufigkeit jeder Konfliktaustragungsstrategie wird auf einer siebenstufigen Skala (von „nie" bis „mehr als zwanzigmal" oder von „nie" bis „sehr oft" je nach Version) meist für einen Zeitraum von sechs Monaten oder einem Jahr (je nach Version) beantwortet. Die Bearbeitung des Fragenbogens dauert rund 10 bis 15 Minuten und wird von jedem Partner bzw. jeder Partnerin unabhängig voneinander ausgefüllt.

3.2.2 Fragebogen zu Gewalt innerhalb der Partnerschaft (FGP)

FGP erfasst zudem die Initiierung der Gewalt sowie emotionale und physiologische Reaktionen

In Anlehnung an die CTS haben wir den *Fragebogen zu Gewalt innerhalb der Partnerschaft (FGP)* entwickelt (Bodenmann et al., 2003, vgl. Kopiervorlage im Anhang auf Seite 80). Die 39 Items berücksichtigen weitere Aspekte der Gewalt in einer Partnerschaft, die in der CTS nicht erfasst werden, nämlich:

1. wahrgenommene Gewalt beim Partner bzw. bei der Partnerin,
2. selbst ausgeübte Gewalt,
3. Initiierung der Gewalt (Wer steht am Anfang der Gewaltspirale?),
4. Einsicht und Gefühle nach der Gewaltäußerung,
5. physiologische Erregung vor und während der Gewaltäußerung.

Gewalttyp (A, B oder C) gut mit dem FGP erfassbar

Mit dem FGP kann die Art der Gewalt (physisch, psychisch, sexuell), wer sie initiiert und wer im Gewaltprozess welche Rolle spielt, sowie der Typ Gewalt (A, B oder C) ermittelt werden. Die Emotionen vor, während und nach der Gewaltäußerung geben Hinweise auf fehlende Reue, fehlende Schuldgefühle und fehlende Empathie mit dem Opfer (Item 34, 35), was einen Hinweis auf Typ-C-Gewalt gibt (persönlichkeitsbedingte Gewalt, aufgrund von antisozialer Persönlichkeit, narzisstischer Persönlichkeit oder Borderline-Persönlichkeit oder kultureller Rechtfertigung). Die Frage nach der Einsicht in das Fehlverhalten wird mit Item 36 (Vorsatz, künftig keine Gewalt mehr einzusetzen) geklärt und die physiologische Erregung vor und während der Gewaltäußerung mit den Items 38 und 39, wodurch relativ gut beurteilt werden kann, ob es sich um Typ-A-, Typ-B- oder Typ-C-Gewalt handelt.

4 Interventionen bei Gewalt in der Partnerschaft

Interventionen bei Gewalt bei Paaren können in (1) individualtherapeutische Interventionen, (2) Kursprogramme für Paare und (3) Paartherapien unterteilt werden.

Individuum-zentrierte Interventionen fokussieren auf Einstellungen zu Gewalt und Kompetenzen bei gewalttätigen Männern

Am häufigsten wird individualtherapeutisch gearbeitet. Basierend auf dem soziokulturellen Erklärungsmodell, insbesondere feministischer Prägung, erfolgen Interventionen bei Gewalt bei Paaren oft und ausschließlich bei Männern, mit dem Ziel, die Frauen als Opfer vor männlicher Gewalt zu schützen (Pence & Paymar, 1993). Diese Interventionen finden typischerweise in Männergruppen statt und beinhalten kritische Diskussionen zur Hinterfragung männlicher Gewalt sowie Übungen und Aufgaben zur Selbstreflexion (z. B. in Bezug auf eine andere Haltung gegenüber Frauen). Zudem werden wichtige Kompetenzen (z. B. Entspannung, Emotionsregulation, Kommunikationskompetenzen, Erkennen von Auslösern von Gewalt) und alternatives Verhalten in Rollenspielen eingeübt (Daniels & Murphy, 1997; Murphy et al., 2022). Bei Komorbidität mit Abhängigkeitsstörungen (z. B. Alkoholismus oder Drogenkonsum) wird zusätzlich bei diesen Problemen angesetzt.

Merke

Wie Cannon et al. (2016) in ihrem Überblicksartikel festhalten, in welchem mehr als 3 000 Interventionsprogramme bei Gewalt in der Partnerschaft in den USA und Kanada analysiert wurden, erfolgt die Behandlung von Gewalt bei Paaren fast ausschließlich individuell. Lediglich in 9 % der Fälle erfolgt eine Behandlung im Rahmen einer Paartherapie. Dies zeigt, dass Gewalt in der Partnerschaft, welche in vielen Fällen ein dyadisches Problem darstellt, in den meisten Fällen nicht adäquat behandelt wird.

In Europa sieht die Situation ähnlich aus. Auch hier erfolgt die Behandlung von Gewalt innerhalb der Paarbeziehung mehrheitlich individuumzentriert, in rund 70 % der Fälle mittels individueller kognitiver Verhaltenstherapie (Hamilton et al., 2013).

Dem interpersonellen Aspekt von Gewalt bei Paaren stärker Rechnung tragen

Die fehlende Berücksichtigung interpersoneller Aspekte bei Gewalt in der Partnerschaft ist vermutlich mit dafür verantwortlich, dass die Wirksamkeit von Interventionsprogrammen zur Reduktion von männlicher Gewalt gegenüber Frauen relativ gering ist. So berichten Babcock et al. (2004), Feder und Wilson (2005) sowie Arias et al. (2013) in ihren Metaanalysen von schwachen Effekten in Bezug auf Rückfälligkeit. Auch neuere Metaanalysen zeigen keine nachhaltigen substanziellen Verbesserungen (Cheng et al., 2021; Karakurt et al., 2019; Travers et al., 2021). Leicht bessere Ergebnisse sind feststellbar, wenn neben der Gewalt zusätzlich Drogenmissbrauch oder Posttraumatische Belastungsstörungen (z. B. bei Militärveteranen) in der Behandlung berücksichtigt werden (Travers et al., 2021).

Merke

Diese Befundlage zeigt, dass eine individuelle Behandlung von Gewalt in der Partnerschaft meistens nicht ausreicht und eine paarbezogene Intervention häufig indiziert ist.

4.1 Paartherapeutische Kursprogramme

Kurse adressieren verschiedene Themen, welche die Gewaltdynamik und dabei eine Rolle spielende Kompetenzen berücksichtigen

Ein paartherapeutisch-systemischer Ansatz im Kontext häuslicher Gewalt wurde von Stith et al. (2004; 2005) vorgestellt. Das Programm richtet sich an Paare, bei denen einer oder beide in der Vergangenheit leichte bis mittelschwere Gewalt angewendet haben und die die Bereitschaft zeigen, Gewalt in der Partnerschaft behandeln zu wollen. Das Programm umfasst 18 wöchentliche Sitzungen à zwei Stunden, wovon 12 Sitzungen in Paargruppen stattfinden. Gearbeitet wird mit lösungsorientierter Kurztherapie (Berg & Miller, 1992). Inhaltlich werden Themen wie (1) verschiedene Arten von Missbrauch, (2) Kontrollstrategien, (3) Konfliktstile, (4) Konfliktlösungsstrategien,

(5) Verantwortung für Gewalt, (6) Eskalationssignale sowie (7) Auszeiten und Sicherheitspläne behandelt. Flankierend zum Standardprogramm können Module zu Alkohol- und Drogenkonsum ergänzt werden. Zentrale Ansatzpunkte sind die Entwicklung der Vision einer künftigen gewaltfreien Beziehung sowie die Stärkung von Kommunikationsfertigkeiten (Ich-Botschaften, einfühlsames Zuhören, nicht wertendes Reagieren auf Äußerungen des Partners bzw. der Partnerin) sowie die Verbesserung der Emotionsregulationsstrategien in Bezug auf Verletzungen und den Umgang mit Wut. Das Programm hat sich, wie auch andere systemische Ansätze, als wirksam zur Reduktion von Gewalt bei Paaren erwiesen (Stith & McCollum, 2012).

Die Verbesserung dyadischer Kompetenzen hilft, das Gewaltrisiko zu senken

Mit dem *Creating Healthy Relationships Program* (CHRP) von Bradley und Gottman (2012) wurde ein weiteres Kursprogramm für Paare zur Reduktion von Gewalt in der Beziehung vorgeschlagen. Das Programm umfasst 22 Sitzungen à zwei Stunden, an dem sechs bis acht Paare teilnehmen. Im Zentrum steht die Vermittlung von Partnerschaftskompetenzen, insbesondere einer angemessenen Konfliktlösungskommunikation. Das Programm erwies sich in einer Katamnese-Studie über 18 Monate als wirksam (Bradley & Gottman, 2012).

Ein weiteres paarorientiertes Angebot bildet die *Kurze Motivationsgesprächsintervention bei Paaren* (Woodin & O'Leary, 2010) basierend auf der Technik des Motivational Interviewing (Miller & Rollnick, 2013). Die Intervention umfasst zwei Stunden Explorationsinterview und zwei Stunden individualisierte Rückmeldung. Eine Follow-up-Studie von neun Monaten zeigte, dass die Interventionsgruppe eine signifikante Reduktion häuslicher Gewalt verzeichnete und auch der schädliche Alkoholkonsum nachhaltig reduziert werden konnte. Die Akzeptanz von Gewalt wurde signifikant reduziert, ebenso das Auftreten von psychischer Gewalt, wodurch positive Effekte in Bezug auf verschiedene Beziehungsvariablen nachweisbar waren (Woodin & O'Leary, 2010). Aufgrund der Kürze des Programms sind dies beeindruckende Ergebnisse.

4.2 Verhaltenstherapeutische Paartherapie

Da empirisch erwiesen ist und in Fachkreisen Einigkeit herrscht, dass es sich bei Gewalt in der Partnerschaft in vielen Fällen um dyadische oder reziproke Gewalt handelt und beide Partner:innen im Gewaltprozess durch ihr Verhalten eine Rolle spielen (Straus, 2010), ist es am zielführendsten, Gewalt bei Paaren paartherapeutisch anzugehen oder zumindest unter Einbezug des Partners bzw. der Partnerin zu arbeiten.

Dyadische Gewalt bei Paaren in Therapie am häufigsten

Bei Paaren, die eine Paartherapie in Anspruch nehmen, gibt es in 36 bis 58 % der Fälle Gewalt des Mannes gegenüber der Frau, und in 37 bis 57 % der Fälle weibliche Gewalt gegen den Mann. Diese Zahlen sprechen für einen beachtlichen Anteil an dyadischer Gewalt (Typ-A- oder Typ-B-Gewalt), weshalb beide Partner:innen in der Paartherapie Hilfestellungen erhalten sollten (Stith & McCollum, 2012).

4.2.1 Psychoedukation

Verständnis für Gewaltprozess schaffen

Wenn in der funktionalen Bedingungsanalyse Typ-A- oder Typ-B-Gewalt festgestellt wurde, wird empirisch fundiertes Wissen zur Gewalt bei Paaren in der Psychoedukation vermittelt (vgl. Kapitel 2.5 und 2.6). Je nach Konstellation wird zudem auf weitere gewaltrelevante Aspekte wie Stress, Alkohol oder Drogen eingegangen. Im Vordergrund steht die Erkenntnis, dass Gewalt in vielen Fällen in einem dyadischen Aufschaukelungsprozess entsteht, zu dem beide Partner:innen mit ihrem verbalen, para- und nonverbalen Verhalten beitragen. Mit dem Paar wird erarbeitet und anhand des SORCK-Modells aufgezeigt, auf welche Auslöser und Fallstricke es zu achten gilt und welche Rolle Einstellungen, Erwartungen, Attributionen oder Wertvorstellungen (Rollenbilder, egalitäre Rollenverteilung, Fairness und Equity, persönliche Entwicklungsmöglichkeiten) spielen. Weiter wird dem Paar aufgezeigt, wie negative Emotionen (z. B. Ärger, Wut, Groll, Eifersucht, Neid) und physiologische Erregungsprozesse miteinander interagieren und die Gewaltdynamik beeinflussen. Es wird verdeutlicht, wie die Art der Bewertung des Verhaltens (z. B. „Der Partner macht das absichtlich“) die Gefühle einfärbt (z. B. Ärger). Um aus der Gewaltspirale ausbrechen zu können, gilt es diese Gefühle erkennen und benennen zu lernen. Dazu ist emotionale Selbstöffnung der Schlüssel. Diese zu trainieren, nimmt in der Paartherapie großen Raum ein.

Paar muss lernen, Emotionen zu erkennen und anzusprechen

4.2.2 Anti-Gewalt-Vertrag

Anti-Gewalt-Vertrag regelt den gewaltfreien Umgang und Konsequenzen bei Zuwiderhandeln

Um den Verzicht auf Gewalt zu erleichtern, wird dem Paar zu Beginn der Therapie ein „Anti-Gewalt-Vertrag“ vorgeschlagen, der von beiden unterzeichnet werden muss. Es handelt sich um einen Verhaltensvertrag, der moralisch bindend ist. Beide sollen sich verpflichten, Gewalt in der Partnerschaft oder dabei eine Rolle spielendes Verhalten unterlassen zu wollen. In der Regel wird nach einem einmaligen Verstoß gegen den Vertrag eine Verwarnung ausgesprochen, bei nochmaligem Verstoß wird die Paartherapie ausgesetzt oder definitiv abgebrochen. Beispiele für Verträge, die den Verzicht auf gewisse Verhaltensweisen bei Partner:in A wie bei Partner:in B festlegen, werden in Abbildung 5 und 6 dargestellt.

Verträge regeln konkrete und spezifische Verhaltensweisen

Die Verhaltensverträge werden jeweils auf die spezifischen Verhaltensweisen der beiden Partner:innen angepasst. Es werden entweder dieselben Verhal-

Ich bin bereit, mich mit folgender Abmachung einverstanden zu erklären und mich aktiv darum zu bemühen, die folgenden Verhaltensweisen zu unterlassen:

- *verbale/psychische Gewalt* (Abwertungen, Bloßstellungen, Erniedrigungen, Drohungen, Demütigungen, Nachspionieren etc.) weder dem Partner/der Partnerin anzudrohen noch ihm/ihr gegenüber auszuführen,
- *körperliche Gewalt* (Schubsen, Stoßen, Schlagen, Treten, Würgen, Nachwerfen von Gegenständen etc.) gegenüber dem Partner/der Partnerin weder anzudrohen noch auszuführen,
- *sexuelle Gewalt* (Einfordern von nicht erwünschten Sexpraktiken, Nötigung, Vergewaltigung etc.) gegenüber dem Partner/der Partnerin weder anzudrohen noch auszuführen.

Ich bin bereit, mich aktiv für *Verhaltensänderungen* (respektvoller Umgang miteinander, Wertschätzen des anderen) und *Gewaltfreiheit* einzusetzen und aktiv in der Paartherapie an diesen Zielen mitzuarbeiten.

Ich habe zur Kenntnis genommen, dass die Paartherapie bei Zuwiderhandlungen gegen diese Abmachung beendet wird.

Ort/Datum: Unterschrift:

Abbildung 5: Verhaltensvertrag bei Gewalt in der Partnerschaft – Beispiel 1

Da beide Partner:innen im Gewaltprozess eine Rolle spielen, werden auch beide zu Verhaltensveränderungen aufgefordert, um Gewalt als Paar stoppen zu können

Ich bin bereit, mich mit folgender Abmachung einverstanden zu erklären und mich aktiv darum zu bemühen, die folgenden Verhaltensweisen zu unterlassen:

- *Provokationen* (abschätzige Blicke, Sticheleien, Anspielungen, Abwertungen, verächtliche Bemerkungen, Herabwürdigungen, Bloßstellungen) gegenüber dem Partner/der Partnerin weder anzudrohen noch ihm/ihr gegenüber auszuführen,
- *Bedrängen,* es nicht respektieren, wenn der Partner/die Partnerin in Ruhe gelassen werden möchte (nachlaufen oder Gespräch einfordern, wenn der Partner/die Partnerin emotional stark erregt ist und den Rückzug wählt, um nicht gewalttätig zu werden),
- negativ über den Partner/die Partnerin bei Dritten zu reden.

Ich bin bereit, mich aktiv für *Verhaltensänderungen* (respektvoller Umgang miteinander, wertschätzen des anderen) und *Gewaltfreiheit* einzusetzen und aktiv in der Paartherapie an diesen mitzuarbeiten.

Ich habe zur Kenntnis genommen, dass bei Zuwiderhandlungen gegen diese Abmachung die Paartherapie beendet wird.

Ort/Datum: Unterschrift:

Abbildung 6: Verhaltensvertrag bei Gewalt in der Partnerschaft – Beispiel 2

tensweisen bei Partner:in A und B aufgeführt oder solche, welche zu Gewalt bei der anderen Person führen. Es wird konkret formuliert, welche Verhaltensweisen unterlassen werden sollen. Aus Gründen der Allparteilichkeit des Therapeuten bzw. der Therapeutin, die allgemein in der Paartherapie und bei reziproker Gewalt im Speziellen eine zentrale Rolle spielt, werden beide Partner:innen dazu aufgefordert, den Vertrag zu unterschreiben.

4.2.3 Erhöhung der Alltagspositivität

Positivität als Basis für therapeutische Interventionen

Um Gewalt in der Partnerschaft wirksam zu verhindern, gilt es grundsätzlich, die wechselseitige Positivität zu erhöhen, um ein angenehmes, wohlwollendes Paarklima zu schaffen und dadurch einen netten Umgang miteinander zu ermöglichen. Erst wenn sich die beiden Partner:innen im Alltag mit Freundlichkeit und Respekt begegnen können, ist es möglich, die emotionale Selbstöffnung zu fördern. Dazu wird das Reziprozitätstraining durchgeführt (Bodenmann, 2012; Schindler et al., 2019), eine evidenzbasierte Methode zur Erhöhung der wechselseitigen Positivität im Paar. Das Training erfolgt in drei Schritten:

Reziprozitätstraining erhöht wechselseitige Positivität

1. *Erstellen einer Verstärkerliste:* Beide Partner:innen sollen sich überlegen, was sie tun können, um dem anderen im Alltag respektvoll und freundlich zu begegnen respektive ihm bzw. ihr Freude zu bereiten. Dazu werden beide eingeladen, als Hausaufgabe eine Verstärkerliste zu erstellen mit Items, von denen sie denken, dass sie für den anderen positiv sind.
2. *Prüfen und Operationalisieren der Verstärkerlisten:* Gemeinsam mit dem Therapeuten bzw. der Therapeutin werden die Listen der beiden Partner:innen nacheinander in der Sitzung besprochen und die Items geprüft und operationalisiert (z. B., wenn Blumen geschenkt werden, um welche Art es sich handeln soll und welche Farbe diese haben sollen). Die Liste der jeweiligen Partner:innen wird anschließend von dem Partner bzw. der Partnerin beurteilt und er bzw. sie gibt Rückmeldung, was passt oder geändert respektive ergänzt werden könnte. Nachdem beide Listen in dieser Weise bearbeitet wurden, wird als neue Hausaufgabe folgende Instruktion gegeben: „Nehmen Sie wahr, wann Ihr Partner/Ihre Partnerin einen Punkt von seiner/ihrer Liste umsetzt“. Damit werden beide indirekt eingeladen, Items ihrer Liste im Alltag anzuwenden und die Positivität im Alltag wechselseitig zu erhöhen.
3. *Erhöhung der reziproken Positivität im Alltag:* Indem die beiden Partner:innen Items von ihrer Liste umsetzen und dadurch wechselseitig eine Positivdynamik anstoßen, wird das Paarklima verbessert und der Weg für spontane und von Herzen kommende positive Worte, freundliche Gesten und nette Handlungen geebnet.

Das Reziprozitätstraining schafft die Grundlage für einen angenehmen und förderlichen Umgang miteinander. Erst auf dieser Basis wird es möglich, die Kommunikation des Paares zu verbessern.

4.2.4 Förderung der emotionalen Selbstöffnung und des wechselseitigen Verständnisses

Konflikte: Unterschiedliche Bedürfnisse treffen aufeinander

Konflikte stellen Situationen dar, in denen die beiden Partner:innen nicht dasselbe wollen und aufgrund unterschiedlicher Bedürfnisse, Wünsche, Ziele oder Erwartungen aneinandergeraten. Diese Spannung artet bei vielen Paaren in einen Machtkampf aus, in welchem der Partner bzw. die Partnerin als Gegner:in betrachtet wird. Bei Personen oder Paaren mit Affinität zu Gewalt kommt es in der Folge entweder zu einseitiger Gewalt als Mittel zur Durchsetzung eigener Bedürfnisse oder zum bereits beschriebenen Aufschaukelungsprozess, indem beide unnachgiebig sind und sich in ihre Position verbeißen.

Anstatt den anderen für die Spannungen verantwortlich zu machen, gilt es den Partner:innen Methoden zu vermitteln, um (1) ihre Bedürfnisse zu realisieren und angemessen auszudrücken und (2) eine konstruktive Kommunikation trotz früherer Gewalterfahrung zu ermöglichen.

Nachfolgend wird eine Methode zur Förderung der emotionalen Selbstöffnung, des Zuhörens und Verstehens vorgestellt.

SaGeBe-Methode

Emotionale Selbstöffnung und Bedürfniskommunikation fördern

Die SaGeBe-Methode ist eine Form des Kommunikationstrainings (Schindler et al., 2019), das darauf abzielt, die emotionale Selbstöffnung der Partner:innen und deren angemessene Bedürfniskommunikation zu fördern. Sie wurde von Bodenmann (2012) mit dem Ziel entwickelt, die eigenen Gefühle besser wahrzunehmen und auszudrücken sowie diejenigen des Partners bzw. der Partnerin annehmen und verstehen zu lernen (vgl. hierzu auch die Karte „SaGeBe-Methode" am Ende des Buches und Tabelle 15).

Training mit klarer Struktur

Die Methode zeichnet sich durch eine klare Struktur hinsichtlich (1) des Settings (dyadisches Setting), (2) der Rollen (Sprecher:in und Zuhörer:in) und (3) der verfügbaren Zeit pro Rolle aus (20 Minuten pro Rolle).

Dyadisches Setting. Im dyadischen Setting sitzen sich die beiden Partner:innen gegenüber und sprechen miteinander. Der Therapeut bzw. die Therapeutin sitzt in der Mitte der beiden und begleitet das Gespräch mit der Technik des Prompting (vgl. Abbildung 7).

Gesprächsrollen und damit einhergehende Regeln sorgen für Klarheit

Gesprächsrollen. Damit sich die Partner:innen jeweils auf eine Rolle konzentrieren können, werden zwei Rollen eingeführt: (1) die Rolle des Sprechers

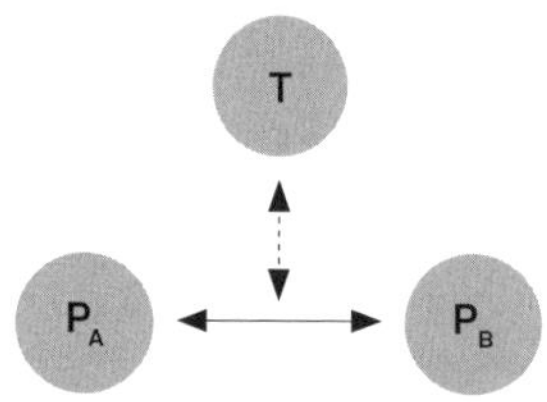

Das Paar sitzt sich gegenüber, der Therapeut bzw. die Therapeutin sitzt etwas nach hinten versetzt zwischen dem Paar. Er bzw. sie bleibt diskret im Hintergrund und fördert die Interaktion zwischen den beiden Partner:innen mittels Prompting.

Abbildung 7: Dyadisches Setting

bzw. der Sprecherin und (2) die Rolle des Zuhörers bzw. der Zuhörerin. In beiden Rollen haben die Partner:innen die Aufgabe, jeweils drei Kommunikationsregeln zu befolgen. Pro Rolle sind es nur drei Regeln, weshalb sich die Partner:innen diese leicht merken können.

Die drei Kommunikationsregeln sind leicht zu merken

Gesprächsregeln. Zuerst werden die Kommunikationsregeln eingeführt. Die Regeln dienen dazu, dem Gespräch einen konstruktiven Verlauf zu geben, indem auf Du-Botschaften in Form von verallgemeinernder Kritik oder Vorwürfen verzichtet wird. Stattdessen soll die Person von sich sprechen und dem Partner bzw. der Partnerin mitteilen, was die Situation oder das Verhalten des anderen an Gefühlen auslöst.

Der Therapeut bzw. die Therapeutin legt mit dem Paar fest, wer zuerst in welcher Rolle ist (in jeder Sitzung müssen beide in beiden Rollen üben können) und führt die Gesprächsregeln ein. Vor jeder Übung werden die Partner:innen gebeten, die Gesprächsregeln zu wiederholen, damit sie sich diese einprägen können. Der Sprecher bzw. die Sprecherin wird angeleitet, auf folgende drei Regeln im Gespräch mit dem Partner bzw. der Partnerin zu achten:

Regeln für Sprecher:in

1. *Konkret:* Es soll eine konkrete Situation oder ein konkretes Verhalten angesprochen werden, das einen stört. Zu vermeiden sind Verallgemeinerungen, Pauschalisierungen, Charakterzuschreibungen und das Abschweifen in andere Themen oder das Aufwärmen „alter Geschichten".
2. *Ich-Botschaften:* Die Mitteilungen erfolgen in der Ich-Form.
3. *Gefühle und Bedürfnisse ansprechen:* Anstatt auf Fakten soll auf das Erleben und die Gefühle in der Situation oder im Zusammenhang mit dem Verhalten eingegangen werden. Dabei sollen auch Gedanken, die zu diesen Gefühlen führen, mitgeteilt werden. Nachdem die Gefühle in der Situation oder im Zusammenhang mit dem Verhalten ausgedrückt wurden, soll auf die Bedürfnisse eingegangen werden und geäußert werden, was man sich wünschen würde.

Mit der Regel „Ich-Botschaften“ ist nicht gemeint, dass das „Du“ generell verboten ist. Ohne „Du“ kann keine sinnvolle Kommunikation stattfinden. Entsprechend ist ein Satz wie „Dass du in dieser Situation dein eigenes Ding machst, finde ich nicht richtig“ völlig in Ordnung. Problematisch sind hingegen „Du“-Äußerungen in Kombination mit „immer“ oder „nie“, d.h. mit Verallgemeinerungen („Nie kannst du dich auf andere einlassen, immer musst du dein eigenes Ding machen“) oder ungünstige Persönlichkeitszuschreibungen („Du bist so was von asozial, immer geht es nur um dich“).

Generalisierende Du-Botschaften vermeiden

Am relevantesten ist das Herausarbeiten von Gefühlen, was der Therapeut bzw. die Therapeutin mit offenen Fragen unterstützt (z. B. „Was hat die Situation mit Ihnen gemacht? Wie haben Sie sich gefühlt?“). Der Therapeut bzw. die Therapeutin lädt die sprechende Person ein, in die Situation hineinzuspüren und die damit zusammenhängenden Gefühle zu ergründen. Bevor jedoch auf die Gründe, d.h. die dahinter liegenden nicht befriedigten Bedürfnisse eingegangen wird, werden die Gefühle möglichst umfassend herausgearbeitet. Dabei wird von vagen Gefühlen („Ich fühlte mich ungut“, „Mich hat das gestresst“) auf tieferliegende Gefühle vorgestoßen (vgl. Tabelle 11).

Konkrete Gefühle benennen, weg von externalisierenden hin zu internalisierenden Gefühlen

Der Therapeut bzw. die Therapeutin versucht mittels der Technik des Prompting die sprechende Person von vagen Gefühlsäußerungen zu Äußerungen über tieferliegende Gefühle zu begleiten. Da zu Beginn des Gesprächs vorwiegend externalisierende Gefühle (Ärger, Wut) genannt werden, die leichter zugänglich sind und bei denen man sich stark fühlt, unterstützt der Therapeut bzw. die Therapeutin die sprechende Person dabei, tieferliegende, internalisierende Gefühle anzusprechen, um die es letztlich immer geht. In Tabelle 12 sind Fragen aufgelistet, die bei der Exploration helfen können.

Durch Prompting zu tieferliegenden Gefühlen gelangen

Je mehr die sprechende Person internalisierende Gefühle anspricht, desto weniger fühlt sich die zuhörende Person angegriffen und desto leichter fällt es ihr, zuzuhören und sich in die Lage des anderen hineinzuversetzen und Verständnis zu entwickeln.

Je tiefer die emotionale Selbstöffnung erfolgt, desto stärker ist der positive Effekt auf die zuhörende Person

Der Therapeut bzw. die Therapeutin bietet selbst keine Emotionen an und macht keine Vorschläge (fragt also nicht: „Macht Sie das traurig?“), sondern arbeitet die Gefühle schonungsvoll, aber wohlwollend-hartnäckig bei dem Sprecher bzw. der Sprecherin heraus („Bleiben Sie dran, was macht das mit Ihnen?“). Dabei wird darauf geachtet, dass der Zuhörer bzw. die Zuhörerin mit Blickkontakt regelmäßig „gejoint“ und in regelmäßigen, kurzen Abständen zum Zusammenfassen eingeladen wird.

Neben persönlichen Gefühlen und damit verbundenen Gedanken („Es hat mich traurig gemacht, weil ich denke, dass ich dir nicht wichtig bin“) gilt es, die Bedürfnisse zu formulieren, welche durch den Partner bzw. die Partnerin nicht wahrgenommen, respektiert oder befriedigt werden. Auch dafür eignen sich die Gesprächsregeln („Konkret würde ich mir wünschen, dass du mir

Gedanken, Gefühle und Bedürfnisse interagieren miteinander: semantisches Netzwerk gilt es zu aktivieren

mehr das Gefühl gibst, für dich wichtig zu sein“). Die Bedürfnisse herauszuarbeiten, fällt dabei oft genauso schwer wie das Benennen von Gefühlen. In Tabelle 13 sind Fragen aufgelistet, die bei der Exploration helfen können.

Tabelle 11: Beispiele für Emotionsäußerungen

Vage Gefühlsäußerungen	Oberflächliche Gefühlsäußerungen	Tiefere Gefühlsäußerungen
• „Ich fühle mich gestresst.“ • „Mich belastet das.“ • „Ich fühle mich ungut.“	• „Ich bin sauer.“ • „Ich bin ärgerlich.“ • „Ich bin enttäuscht.“	• „Ich bin traurig.“ • „Mir macht es Angst.“ • „Ich fühle mich hilflos.“ • „Ich bin resigniert.“ • „Ich schäme mich.“

Tabelle 12: Fragen zur Gefühlsexploration

Allgemeine Fragen zur Emotionserkundung	• Wie geht es Ihnen dabei? • Was löst dies bei Ihnen aus? • Wie fühlen Sie sich? • Was macht das mit Ihnen? • Wie fühlt sich das an? • Was sind da noch für Gefühle? • Wo spüren Sie dies im Körper? • Was sagt Ihnen dieses Körpergefühl?
Fragen, die zu tieferen Gefühlen führen	• Gegen wen ist der Ärger gerichtet? • Was ist das für ein Ärger? • Was hat Sie besonders geärgert? • Warum hat Sie das geärgert? • Was hat Sie enttäuscht? • Warum hat Sie das enttäuscht? • Was löst diese Enttäuschung bei Ihnen für weitere Gefühle aus? • Beschreiben Sie diese Angst. • Gehen Sie in diese Traurigkeit hinein. • Bleiben Sie bei dieser Hilflosigkeit.

Tabelle 13: Fragen zur Bedürfnisexploration

Herantastende Fragen	• Was wünschen Sie sich? • Was könnte Ihr Partner/Ihre Partnerin in dieser Situation tun? • Was wäre für Sie gut bzw. schön?
Vertiefende Fragen	• Warum stört Sie das? • Warum löst das so starke Gefühle aus? • Was wollen Ihnen diese Gefühle sagen? • Worum geht es wirklich?

Beispiele: Mitteilung oberflächlicherer Wünsche

Mitteilung unterschiedlich tiefer Bedürfnisse

- „Ich würde mir wünschen, dass wir mehr zusammen unternehmen."
- „Für mich ist es wichtig, dass du mich verstehst."
- „Ich wünsche mir mehr Engagement von dir."

Beispiele: Mitteilung tieferliegender Bedürfnisse

- „Ich wünsche mir, von dir gesehen zu werden."
- „Ich benötige emotionale Sicherheit."
- „Ich wünsche mir Wertschätzung."

Damit die Äußerung von Gefühlen und Bedürfnissen gelingt, sind neben den genannten Sprecher:innen-Regeln auch die Zuhörer:innen-Regeln von zentraler Bedeutung.

Analog zur Rolle als Sprecher:in hat auch der Zuhörer bzw. die Zuhörerin drei Regeln zu befolgen. Auch diese Regeln sind eingängig und rasch lernbar:

Regeln für Zuhörer:in ebenfalls wichtig, um ein konstruktives Gespräch zu ermöglichen

Regeln für Zuhörer:in

1. *Aktiv und engagiert zuhören:* Damit ist eine offene, zugewandte und Interesse zeigende Haltung gegenüber dem Partner bzw. der Partnerin gemeint, die sich in der Sitzhaltung und Ausrichtung (Blickkontakt) zum Partner bzw. zur Partnerin äußert und Respekt und Achtung ausgedrückt. Mit verbalem und nonverbalem Feedback (z. B. „Mhm", Nicken etc.) wird das interessierte Zuhören signalisiert.
2. *Zusammenfassen:* Wichtige Inhalte (insbesondere Gefühle) des Sprechers bzw. der Sprecherin werden regelmäßig zusammengefasst. Dabei ist auf neutrale oder wohlwollende Gestik und Mimik sowie einen angemessenen Tonfall zu achten.
3. *Offene Fragen stellen:* Bei Unklarheiten werden offene Fragen gestellt (d. h. Fragen, die nicht Ja oder Nein als Antwort zulassen, sondern dem Partner bzw. der Partnerin die Möglichkeit geben, sich frei und ungezwungen auszudrücken).

Durch eine zugewandte und respektvolle Sitzhaltung vermittelt man dem Partner bzw. der Partnerin Achtung, Respekt und Wertschätzung und signalisiert, dass man an seinen bzw. ihren Äußerungen interessiert ist und die Hintergründe seines bzw. ihres Erlebens erfahren möchte.

Durch das regelmäßige Zusammenfassen, das von dem Therapeuten bzw. der Therapeutin angeregt wird, wird der Zuhörer bzw. die Zuhörerin veranlasst, der anderen Person wirklich zuzuhören und sich nicht bereits zu überlegen, was man selbst als nächstes Argument einbringen könnte, um den Schlagabtausch zum eigenen Gunsten zu entscheiden. Das Zuhören bewirkt zudem eine Entschleunigung des Gesprächs, wodurch internalisierende Gefühle besser zugänglich werden.

Regelmäßiges Zusammenfassen entschleunigt und fördert das Zuhören und Verständnis

Offene Fragen lassen nicht zu, dass man die Person, die gerade spricht, in eine gewisse Richtung drängt oder ihr Worte in den Mund legt, wie sie sich zu fühlen hat (z. B. „Und das macht dich jetzt sauer?"). Durch offene Fragen regt man den Prozess der emotionalen Selbstöffnung bei der anderen Person an und hilft ihr, die eigenen Gefühle zu entdecken (z. B. „Wie ist das für dich?", „Was hat es bei dir ausgelöst?", „Warum hat dich das so verletzt?").

Therapeut:in unterstützt Gespräch mit Prompting

Die Aufgabe des Therapeuten bzw. der Therapeutin ist es, bei beiden (der sprechenden wie der zuhörenden Person) auf die Einhaltung der Regeln zu achten. Dies tut er bzw. sie mit der Technik des Prompting diskret und gleichwohl präsent, mit leiser, warmer Stimme, um zu signalisieren, dass das Gespräch zwischen den beiden Partner:innen stattfindet und nicht mit dem Therapeuten bzw. der Therapeutin geredet werden soll. Das Prompting erfolgt mittels Verstärkung, Coaching und Soufflieren (vgl. Tabelle 14).

Tabelle 14: Komponenten des Prompting

Gespräch durch Verstärkung, Coaching und Soufflieren strukturieren und konstruktiv gestalten

Offene Fragen dienen der Klärung und Vertiefung

Verstärkung	Die sprechende Person und die zuhörende Person werden mit Nicken oder verbalen Äußerungen verstärkt, wenn sie die Regeln einhalten. Die Verstärkung kann auch durch Paraphrasieren erfolgen.	• „Mhm, ja, sehr gut" • „Genau" • Paraphrasierend: „Sie fühlen sich traurig"
Coaching	Der Therapeut bzw. die Therapeutin weist mit konkreten, prägnanten, kurzen Hilfestellungen auf die Gesprächsregeln hin. Der Hinweis erfolgt mit leiser und weicher Stimme.	• Zu Sprecher:in gewandt: „Werden Sie konkret", „Reden Sie von sich" • Zu Zuhörer:in gewandt: „Können Sie zusammenfassen?", „Achten Sie auf Ihre Körperhaltung"
Soufflieren	Mit offenen Fragen im Sinne des Sokratischen Dialogs versucht der Therapeut bzw. die Therapeutin, die sprechende Person zu ihren Gefühlen und Bedürfnissen zu bringen und bei der zuhörenden Person nachzuhaken, wenn die Zusammenfassung nicht korrekt oder nicht vollständig war.	• Zu Sprecher:in gewandt: „Was löst das bei Ihnen aus?", „Was macht das mit Ihnen?", „Wie fühlt sich das an?", „Was ist das für ein Ärger?", „Gegen wen sind Sie wütend?", „Was enttäuscht Sie?", „Warum macht Sie das so traurig?" • Zu Zuhörer:in gewandt: „Was haben Sie noch gehört?", „Was hat Ihr Partner/Ihre Partnerin zudem gesagt?", „Wie fühlt er/sie sich genau?"

Die emotionale Selbstöffnung wird mittels SaGeBe-Methode gefördert, die sich in drei Phasen gliedert (vgl. Tabelle 15 und die Karte „SaGeBe-Methode" am Ende des Buches).

Tabelle 15: Drei Phasen der SaGeBe-Methode

1. Phase: Sa (ca. 2 Minuten)	*Kurze Schilderung der Situation:* Was ist vorgefallen, wie war die Situation, wann und wo hat sie sich abgespielt? Der Therapeut bzw. die Therapeutin fordert die sprechende Person auf, die konkrete Situation respektive das konkrete Verhalten des Partners bzw. der Partnerin zu schildern, welches gestört hat. Diese Schilderung soll konkret und kurz sein. *Beispiel:* „Am letzten Dienstag war der Abwasch nicht gemacht, obwohl wir das so abgesprochen hatten." Die Schilderung der Ausgangslage soll maximal zwei Minuten umfassen. Danach geht der Therapeut bzw. die Therapeutin mit einer emotionsfokussierten Frage „hinein" („... und was hat das bei Ihnen ausgelöst?").	**Zentrale Fragen: Was ist vorgefallen? Warum hat Situation/ Verhalten gestört?**
2. Phase: Ge (ca. 15 Minuten)	*Mitteilen von Gefühlen:* Wie habe ich mich in der Situation gefühlt, was hat das Verhalten des Partners bzw. der Partnerin bei mir ausgelöst? Welche Gefühle kamen hoch? Wenn ich tiefer in mich hineinspüre, welche tieferliegenden Gefühle melden sich? Der Sprecher bzw. die Sprecherin soll möglichst rasch auf die Gefühle zu sprechen kommen. *Beispiel:* „Dass am Dienstag der Abwasch nicht gemacht war, hat mich irritiert. Ich fragte mich, warum du die Abmachung nicht eingehalten hast." Der Therapeut bzw. die Therapeutin gibt Hilfestellungen durch offenes Fragen („Was hat das bei Ihnen ausgelöst?") oder Paraphrasierung („... dass die Abmachung nicht eingehalten wurde"). Der Therapeut bzw. die Therapeutin arbeitet mit wohlwollendem Nachfragen mehrere Kognitionen und Emotionen heraus und bittet danach die zuhörende Person zusammenzufassen. Es gilt, darauf zu achten, dass die „Gesprächsgestalt" nicht zu mager wird, d. h. nicht zu wenige Inhalte umfasst („Dass du den Abwasch nicht gemacht hast, hat mich verärgert"), da die Zusammenfassung sonst „dämlich" wirkt („Es hat dich verärgert, dass ich den Abwasch nicht gemacht habe"). Vielmehr sollte die „Gesprächsgestalt" einige Informationen umfassen, jedoch gleichzeitig nicht überfordernd wirken. *Beispiel:* „Gestern hat es mich gestört, dass du den Abwasch nicht gemacht hast, obschon wir das so abgemacht haben. Das hat mich irritiert. Ich dachte, warum macht er das nicht? Das hat mich verärgert, ja, verärgert und enttäuscht." Die zuhörende Person sollte nun alle wichtigen Aussagen zusammenfassen. *Beispiel:* „Es hat dich gestört, dass ich mich nicht an die Abmachung bezüglich des Abwaschs gehalten habe. Das hat dich irritiert und da du dachtest, mir könnte es egal sein, was wir abmachen, hat es dich geärgert und enttäuscht."	**Zentrale Frage: Welche Gefühle wurden ausgelöst?**

Tabelle 15: Fortsetzung

	Der Therapeut bzw. die Therapeutin promptet beide, um sowohl seitens sprechender Person die Inhalte herauszuarbeiten als auch bei der zuhörenden Person eine vollständige und korrekte Zusammenfassung zu bewirken.
3. Phase: Be (ca. 5 Minuten)	*Benennen des Bedürfnisses und eventuell Suche nach einer Lösung:* Warum geht es mir so? Was wollen mir diese Gefühle sagen? Was bedeutet es, dass ich traurig bin? Welches Bedürfnis wird nicht befriedigt, das mir wichtig ist? Was könnte der Partner bzw. die Partnerin tun, um dieses Bedürfnis zu befriedigen und meine negativen Gefühle zum Verstummen zu bringen? Wie können wir gemeinsam eine Lösung finden? Nachdem die Gefühle möglichst umfassend herausgearbeitet wurden, lenkt der Therapeut bzw. die Therapeutin mit gezielten Fragen auf die Bedürfnisse der sprechenden Person. Hierzu verwendet sie die oben vorgestellten Fragen („Was würden Sie sich vom Partner/von der Partnerin wünschen?", „Warum ist diese Situation so schlimm?"). Am Schluss soll das Bedürfnis in Form eines konkreten Wunsches geäußert werden. *Beispiel:* „Ich würde mir wünschen, dass in unserer Beziehung Fairness einen größeren Stellenwert hat, dass du mich ebenso unterstützt wie ich dich, dass es ein ausgewogenes Geben und Nehmen ist." In späteren Übungen wird der Wunsch zunehmend als Bedürfnis formuliert. *Beispiel:* „Ich möchte mich sicher bei dir fühlen können." Während zuerst nur auf das Bedürfnis eingegangen wird, kann in späteren Übungen auch auf mögliche Lösungen eingegangen werden.

Abschließend: Zugrunde liegendes Bedürfnis formulieren

Anwendungsschritte der SaGeBe-Methode

SaGeBe-Methode: Rolle beider Partner:innen klären und diese 20 bis 25 Minuten unter Verwendung der jeweiligen Gesprächsregeln trainieren

- Der Therapeut bzw. die Therapeutin bittet das Paar, das dyadische Setting einzunehmen. Dabei werden die Stühle so ausgerichtet, dass die beiden Partner:innen sich gegenübersitzen.
- Der Therapeut bzw. die Therapeutin klärt den Zeitrahmen und die Rollen: Es wird festgelegt, wer in der ersten Hälfte des Gesprächs Sprecher:in ist und wer zuhört.
- Der Therapeut bzw. die Therapeutin lässt beide Partner:innen nochmals die jeweiligen Regeln wiederholen, die sie im Gespräch befolgen wollen.
- Es werden rund 50 Minuten Zeit für die gesamte Übung eingeplant (je 20 bis 25 Minuten pro Partner:in). Nach der Hälfte der Zeit werden die Rollen getauscht, sodass in jeder Sitzung beide Partner:innen in beiden Rollen üben können.
- Der Therapeut bzw. die Therapeutin achtet darauf, dass sich der Sprecher bzw. die Sprecherin emotional öffnet und unterstützt sie bzw. ihn mittels Prompting. Er bzw. sie durchläuft die drei Phasen (kurze sachli-

che Beschreibung der Situation, Gefühlsexploration, Äußerung des Bedürfnisses) und hält die Zeiten ein.
- Gleichzeitig sucht der Therapeut bzw. die Therapeutin mit der zuhörenden Person regelmäßigen Blickkontakt (Joining) und lädt sie regelmäßig zum Zusammenfassen ein, sobald eine „Gesprächsgestalt" ausreichend neue Informationen bietet und sich zum Zusammenfassen anbietet. Der Therapeut bzw. die Therapeutin wendet die Technik des Prompting an und unterstützt die zuhörende sowie die sprechende Person gleichermaßen.
- Damit die Selbstöffnung im Fluss bleibt, stellt der Therapeut bzw. die Therapeutin nach der Zusammenfassung durch den Zuhörer bzw. die Zuhörerin eine Anschlussfrage an den Sprecher bzw. die Sprecherin („Was meinten Sie mit ‚traurig'?", „Inwiefern hat Sie das betroffen gemacht?", „Was war so schlimm daran?").
- Gegen Ende des Gesprächs leitet der Therapeut bzw. die Therapeutin zur Formulierung des Bedürfnisses über.
- Am Ende der ersten Übung gibt der Therapeut bzw. die Therapeutin ein informatives Feedback und meldet dem Paar zurück, was gut gemacht wurde und worauf in weiteren Übungen besonders zu achten ist.
- Danach findet der Rollenwechsel statt und der vormalige Zuhörer bzw. die vormalige Zuhörerin wird nun zur sprechenden Person. Erneut werden bei beiden die Regeln wiederholt.

Prompting ermöglicht dem Paar, neue Lernerfahrungen zu machen

Indikation der SaGeBe-Methode

Evidenzbasierte Methode zur vertieften emotionalen Selbstöffnung und zur Entdeckung der zugrunde liegenden Bedürfnisse

Die SaGeBe-Methode stellt eine bewährte Möglichkeit zur Unterstützung von Paaren beim Erwerb einer konstruktiven Konfliktkommunikation und insbesondere der emotionalen Selbstöffnung dar. Sie wird sowohl im präventiven Setting als auch in der Paartherapie erfolgreich eingesetzt und stärkt die partnerschaftliche Dialogbereitschaft sowie die emotionale Begegnung und Intimität, da man sich dem anderen von seiner verletzlichen Seite zeigt. Es konnte nachgewiesen werden, dass die Methode die emotionale Selbstöffnung fördert und mit tieferen Gefühlen einhergehende physiologische Reaktionen auslöst (Schär et al., 2007) respektive das dyadische Coping fördert (Leuchtmann et al., 2018).

Alternative zu Sprachlosigkeit und Gewalt

Bei Paaren mit Gewalterfahrung eignet sich die Methode zur Entwicklung einer Alternative zu Sprachlosigkeit und Gewalt, indem beide lernen, von sich zu sprechen, in sich hineinzuhorchen und über den Ärger oder die Wut hinaus die dahinter liegenden tieferen, internalisierenden Gefühle zu erkennen, zuzulassen und auszudrücken. Besonders hilfreich ist es für gewaltaffine Personen zu realisieren, dass die Aggression aufgrund von nicht befriedigten Bedürfnissen entsteht. Anstatt jedoch darauf mit Wut und Gewalt zu reagieren, kann die Erkenntnis als Anlass dazu dienen, der Unzufriedenheit nachzuspü-

Hilfreich: Bedürfnis hinter Aggression erkennen

ren und die dahinter liegenden internalisierenden Gefühle (Traurigkeit, Einsamkeit, Hilflosigkeit) zu entdecken und auszudrücken. Dadurch können nachhaltige Veränderungen in der Partnerschaft bewirkt werden.

Bei hochimpulsiven Paaren, die leicht in Rage geraten und die Kontrolle über die gewalttätigen Impulse verlieren, reicht die SaGeBe-Methode im ersten Schritt nicht aus. Hier wird die Anwendung der SENF-Methode empfohlen.

4.2.5 Gewaltspirale durchbrechen

Ziel SENF-Methode: Hohe physiologische Erregung reduzieren

Die SENF-Methode (vgl. Tabelle 16 und die Karte „SENF-Methode" am Ende des Buches) dient dazu, im aggressiven Aufschaukelungsprozess, welcher zu Gewalt führt, die starke physiologische Erregung herunterregulieren zu können, damit ein konstruktives Gespräch ermöglicht wird. Die starke physiologische Erregung kann entweder nur bei einer Person vorliegen (z.B. aufgrund einer aufbrausenden, cholerischen, leicht kränkbaren oder unsicheren Persönlichkeit oder aufgrund einer situativen Überlastung) oder bei beiden Partner:innen auftreten. Die SENF-Methode ist indiziert, auch wenn im SORCK-Modell nur bei einer Person eine starke physiologische Erregung erkennbar wird.

Tabelle 16: SENF-Methode

Vier Schritte, um gewaltsame Eskalation zu verhindern

Schritte	Was ist zu tun?	Absprache mit Partner:in
Stopp	Bei einer starken physiologischen Überflutung (rasender Puls, Schwitzen, starke Wutgefühle oder Empörung) heißt es, möglichst rasch aus der Situation hinauszugehen und das Gespräch vorübergehend zu unterbrechen, um einer Eskalation vorzubeugen.	Die Partner:innen legen im Vorfeld fest, dass beide bei einer zu starken Erregung Stopp sagen können und dieses Stopp dann von beiden respektiert wird. Stopp heißt, dass an dieser Stelle das Gespräch ausgesetzt wird.
Entspannen	Zur Entspannung gehen die beiden Partner:innen einander aus dem Weg. In diesem Timeout versuchen beide, sich so gut wie möglich mittels einer Entspannungsübung (z.B. progressive Muskelentspannung) zu beruhigen.	Während des Beruhigungsversuchs darf man den anderen nicht stören oder ihn bzw. sie in den Übungen behindern. Das Timeout ist von beiden vollumfänglich zu respektieren.
Nachdenken	Während dieser Beruhigungspause denken beide in Ruhe nach, warum sie emotional so heftig reagiert haben und was diese starken Emotionen aus-	Das Gespräch wird erst wieder aufgenommen, wenn beide sich beruhigt haben und ausreichend Zeit zum Nachdenken hatten.

Tabelle 16: Fortsetzung

Schritte	Was ist zu tun?	Absprache mit Partner:in
	gelöst hat. Die Gefühle sollen geordnet und die eigenen Bedürfnisse und Wünsche ergründet werden (Warum-Frage).	Die Partner:innen vereinbaren ein Signal, wann dies der Fall ist (z. B. kurze Handynachricht, eine Glocke etc.)
Formulieren	Wenn die beiden Partner:innen wieder zusammenkommen, gehen sie nach der SaGeBe-Methode vor und halten sich an die Regeln für eine konstruktive Kommunikation.	Beide kennen die Regeln und das Verhalten, das sie zeigen sollen, damit eine konstruktive Kommunikation gelingen kann. Beide versuchen, sich konsequent daran zu halten.

Die SENF-Methode hilft Paaren, einer drohenden Eskalation, welche in Gewalt münden kann, entgegenzuwirken. Besonders hilfreich dabei sind das Stopp-Signal und das Innehalten zur Beruhigung. Zur Entspannung kann die progressive Muskelentspannung (Jacobson, 2013) angewendet werden, welche leicht erlernbar und sehr effizient ist.

Der Therapeut bzw. die Therapeutin führt die progressive Muskelrelaxationsübung mit beiden Partner:innen zusammen durch und gibt die Instruktion mit ruhiger Stimme.

PMR-Instruktion

Anleitung zur progressiven Muskelentspannung

1. Setzen oder legen Sie sich bequem hin, lockern Sie enge Kleidungsstücke.
2. Schließen Sie die Augen und konzentrieren Sie sich auf Ihren Körper.
3. Achten Sie auf Ihre Atmung. Atmen Sie tief durch den Mund aus und die Nase ein.
4. Spüren Sie, welche Körperpartien auf dem Stuhl oder der Unterlage aufliegen. Atmen Sie weiterhin langsam und tief ein und aus.
5. Nun konzentrieren Sie sich auf Ihre Hände, spüren Sie, wie sie sich anfühlen, wo und wie sie auf der Stuhllehne oder auf dem Boden aufliegen.
6. Ballen Sie die rechte Hand zur Faust, spannen Sie die Muskeln der rechten Hand fest an, halten Sie die Spannung für ca. fünf Sekunden und lassen Sie anschließend die Anspannung los. Entspannen Sie. Spüren Sie den Unterschied zwischen Anspannung und Entspannung, achten Sie darauf, wie Ihre rechte Hand nun schwer und warm ist, wie von ihr eine wohlige Entspannung ausgeht. Wiederholen Sie die Übung mit der rechten Hand (indem Sie die Faust erneut für ca. fünf Sekunden anspannen).

7. Nach ca. 15 Sekunden ballen Sie nun die linke Hand zur Faust, spannen Sie die Muskeln an, halten Sie die Spannung für ca. fünf Sekunden und entspannen Sie. Spüren Sie den Unterschied zwischen Anspannung und Entspannung, achten Sie darauf, wie Ihre linke Hand nun schwer und warm wird, wie von ihr Entspannung ausgeht. Führen Sie auch diese Anspannung nochmals durch.
8. Atmen Sie während der gesamten Übung langsam und tief ein und aus. Versuchen Sie sich, auf Ihren Atem zu konzentrieren. Denken Sie an Ihren Atem, an die Entspannung, welche sich ausbreitet, die Ruhe, welche Sie verspüren und denken Sie an nichts anderes.
9. Nun konzentrieren Sie sich auf Ihre Arme. Spannen Sie die Muskeln des rechten Armes an, indem Sie den Arm anwinkeln und den Bizeps anspannen. Halten Sie die Spannung für ca. fünf Sekunden und entspannen Sie. Spüren Sie den Unterschied zwischen Anspannung und Entspannung. Achten Sie darauf, wie Ihr rechter Arm nun schwer und warm ist, wie von ihm Entspannung ausgeht. Wiederholen Sie die Übung wie gehabt.
10. Nach ca. 15 Sekunden spannen Sie nun den linken Arm an, indem Sie den Arm anwinkeln und den Bizeps anspannen. Halten Sie die Spannung für ca. fünf Sekunden und entspannen Sie danach. Spüren Sie den Unterschied zwischen Anspannung und Entspannung, achten Sie darauf, wie Ihr Arm nun schwer und warm ist, wie von ihm Entspannung ausgeht. Führen Sie die Übung ein zweites Mal durch.
11. Die Übung wird anschließend auf folgende Körperpartien angewendet und jeweils zweimal wiederholt:
    - Gesicht (Stirn, Kiefer, Zähne und Lippen zusammenpressen),
    - Bauch (Bauch einziehen und anschließend herauspressen),
    - Beine (Schenkel und Waden anspannen),
    - Füße (Füße und Zehen nach vorne strecken und wegdrücken).
12. Bauen Sie diejenigen Regionen oder Muskelpartien, die Ihnen verkrampft vorkommen, speziell in den Ablauf mit ein. Die Übung kann je nach Zeit und Bedarf auf weitere Körperpartien ausgedehnt werden.
13. Genießen Sie das Gefühl der Ruhe und der wohligen Wärme und nehmen Sie die Entspannung in die Situation mit.
14. Öffnen Sie anschließend die Augen, erinnern Sie sich, wo Sie vor der Übung waren und dass Sie nun das Gespräch mit Ihrem Partner bzw. Ihrer Partnerin wieder aufnehmen möchten.
15. Versichern Sie sich, dass die Entspannung stärker ist als eine möglicherweise wieder aufkommende Anspannung, wenn Sie an das Gespräch mit Ihrem Partner bzw. Ihrer Partnerin denken.
16. Gehen Sie erst ins Gespräch zurück, wenn Sie sich entspannt fühlen.
17. Üben Sie die Entspannungsmethode häufig, damit Sie diese Möglichkeit der Entspannung in Konfliktsituationen zur Verfügung haben und im Rahmen der SENF-Methode einsetzen können.

4.2.6 Gewaltprophylaxe

Strategien zur gewaltfreien Konfliktlösung vermitteln

Um zukünftige Gewalt zu vermeiden, ist es sinnvoll, dem Paar eine Strategie zu vermitteln, wie es Konflikte in Zukunft gewaltfrei lösen kann. Dazu wird ihnen aufgezeigt, welche Situationen laut SORCK-Analyse potenziell zu Gewalt führen. Auf solche Situationen können sie sich vorbereiten (z. B., indem die SENF-Methode bereitgestellt wird) und mit Entspannung und einer positiven Einstellung (z. B. „Ich lasse mich nicht provozieren, ich bleibe sachlich und ruhig“) in das Gespräch gehen. Der Zeitpunkt für ein konstruktives Gespräch ist dabei in Abhängigkeit der Befindlichkeit beider Partner:innen festzulegen. In Stresssituationen, bei schlechter Laune auf einer oder beiden Seiten oder bei bereits gereizter Stimmung soll Gesprächsbedarf signalisiert werden, das effektive Gespräch jedoch erst zu einem späteren, günstigeren, aber dennoch zeitnahen Zeitpunkt erfolgen. Beide Partner:innen werden angewiesen, auf ihre Gefühle zu achten und bei hochkommenden externalisierenden Gefühlen (z. B. Frustration, Ärger, Wut) mittels der SaGeBe-Methode nachzuspüren, was ihnen diese Gefühle sagen wollen, woher die Unzufriedenheit kommt und was verändert werden sollte. Bei Bedarf soll jeweils gemäß der SENF-Methode eine Auszeit genommen werden, um eine physiologische Beruhigung zu bewirken. Der Therapeut bzw. die Therapeutin lädt das Paar dazu ein, die Entspannungsmethode (z. B. progressive Muskelrelaxation) regelmäßig zu üben. Falls wichtige persönliche Themen (wunde Punkte im Sinne von Schemata) vorliegen, welche bei Gewalt eine wichtige Rolle spielen, ist es zudem sinnvoll, die Partner:innen zu ermutigen, diese in einer individuellen Psychotherapie aufzuarbeiten. In jedem Fall sind Drogen- oder Alkoholprobleme individuell oder paartherapeutisch anzugehen.

4.2.7 Repair-Gespräch

Repair-Gespräch: Sich entschuldigen und Reue zeigen

Dass Streit eskalieren kann (auch ohne in Gewalt zu müden), ist bekannt. Dass dabei Verletzungen passieren, ebenfalls. Insofern stellt jeder destruktive Konflikt eine emotional belastende Situation dar, welche häufig über längere Zeit nachhallt. Um Gewalt zu verhindern, ist es wichtig, dass bereits destruktive Konflikte nicht aus dem Ruder laufen und keine negative Energie angestaut wird, die das Potenzial in sich birgt, später wieder zu Gewalt zu führen (vgl. Typ-B-Gewalt in Tabelle 3 auf Seite 6).

Negativität nach Konflikt abbauen, Anstauen negativer Energie reduzieren

Mit dem Repair-Gespräch können negativ verlaufene Konfliktgespräche aufgefangen werden. Nach dem Konflikt, wenn sich die Gemüter beruhigt haben, sollen die Partner:innen aufeinander zugehen, sich erklären (nicht defensiv rechtfertigen) und sich für ihr Verhalten entschuldigen (z. B. „Es tut mir leid, dass ich vorhin grobe Ausdrücke verwendet habe“). Repair-Gespräche könne prophylaktisch verbale oder körperliche Gewalt verhindern, da sie helfen, wieder reinen Tisch zu machen.

Auch Handlungen zur Wiedergutmachung können hilfreich sein, um das Bereuen und den Willen zur Besserung zu unterstreichen. Wichtig dabei ist, dass der Schritt zur Wiedergutmachung von beiden ausgehen sollte und nicht darauf gewartet wird, bis der andere ihn macht. Der Therapeut bzw. die Therapeutin erklärt in einer Psychoedukation die Wichtigkeit von Repair-Gesprächen und erarbeitet mit dem Paar Möglichkeiten (Form, Zeitpunkt, Ablauf), wie diese gestaltet werden könnten. Der Nutzen von Repair-Gesprächen soll deutlich werden, um Gewalt verhindern zu können.

4.2.8 Versöhnungsritual

Eigenen Anteil an Gewaltprozess anerkennen

Motivation zu gewaltfreiem Umgang bekunden

Da Gewalt beim Paar Spuren hinterlässt und mit Verletzungen des Vertrauens, der Bindung und der emotionalen Sicherheit einhergeht, kann es lohnend sein, die Therapie mit einem Versöhnungsritual abzuschließen. Beide sollen dabei ihre Anteile am Gewaltprozess anerkennen und sich dafür aufrichtig und authentisch entschuldigen. Sie werden gebeten, für das angerichtete Leid Verantwortung zu übernehmen und ihre Motivation glaubhaft zu bekunden, in keinem Fall Gewalt mehr anzuwenden. Der Therapeut bzw. die Therapeutin hilft bei der Ausformulierung der Entschuldigungen und beim motivationalen Vorsatz, gewaltfrei miteinander zu interagieren. Wie beim Anti-Gewalt-Vertrag können die beiden zudem Punkte schriftlich festhalten (z. B. auf „Reminder-Kärtchen" notieren), auf die sie in Zukunft achten und bei deren Umsetzung sie einander unterstützen möchten. Die Gewalt wird als nicht akzeptierbare Form des Umgangs miteinander von beiden explizit abgelehnt und als gemeinsamer Gegner gesehen, gegen den man sich zusammen verbündet und den man nun gemeinsam aus dem Leben verbannt. Dies wird in Form eines persönlich gestalteten Rituals ausgeführt.

Gemeinsames Ziel: Gewalt aus der Partnerschaft „verbannen"

Verzeihen und versöhnen sind wichtige Aspekte bei der Verarbeitung von Gewalt in der Partnerschaft

Durch das Versöhnungsritual kann das Paar die Gewalterfahrung als kritisches Ereignis in der Paarbiografie emotional abschließen. Dabei geht es darum, den erfahrenen Verletzungen individuell und gemeinsam Raum zu geben, ihnen zu gedenken und die gehegten negativen Gefühle nochmals durchzugehen und dann definitiv mit ihnen abzuschließen. Dabei sollen Gefühle von Ärger und Wut, Verunsicherung und Angst, Traurigkeit und Hilflosigkeit, Hoffnungslosigkeit und Resignation sowie von Schuld und Reue gemeinsam rituell losgelassen werden.

Versöhnungsritual: Das Kapitel der Gewalt schließen

Beide erklären sich bereit, mit dem Versöhnungsritual das Kapitel der Gewalt zu schließen und die Wunden ausheilen zu lassen. Das Verzeihens- und Versöhnungsritual kann kreativ und inhaltlich unterschiedlich gestaltet werden, bezweckt aber in jedem Fall, einen Schlusspunkt zu symbolisieren, der es dem Paar erlaubt, diese Episode der Beziehung versöhnlich zu beenden und hinter sich zu lassen.

4.3 Wirksamkeit der Paartherapie

Paartherapie bei Gewalt in der Partnerschaft zeigt insgesamt positive Effekte, wobei es im Vergleich zu den individuumzentrierten Ansätzen deutlich weniger Studien und keine Metaanalysen gibt, was damit zusammenhängt, dass die Interventionen immer noch mehrheitlich in Bezug auf den gewalttätigen Täter erfolgen und eine interpersonelle Sichtweise bei Gewalt bei Paaren häufig fehlt.

Paartherapie als wichtige Alternative zur Individualtherapie, wenn Typ-A- oder Typ-B-Gewalt vorliegt

Stith et al. (2003) resümieren in ihrem Überblicksartikel, dass die Rückfallraten bezüglich erneuter Gewalt nach einer Paartherapie signifikant geringer sind: So wurden nach einer Paartherapie 18 % rückfällig (erneute Gewalt nach der Behandlung) im Vergleich zu 42 % nach einer individuellen Behandlung. Zudem konnte nachgewiesen werden, dass die Prävalenz von Gewalt von ursprünglich 61.3 % vor der Behandlung auf 22.7 % ein Jahr nach der Therapie und 18.7 % zwei Jahre nach der Paartherapie reduziert werden konnte. 78 % der Paare berichten von keiner Gewalt mehr nach der Paartherapie und 79 % der Paare blieben weiterhin zusammen. Stith et al. (2011) resümieren verschiedene Studienbefunde, mitunter einen Vergleich von Paartherapie in Gruppen, nur Paartherapie und einer unbehandelten Kontrollgruppe. Die Ergebnisse zeigen, dass die Rückfallrate (erneute Gewalt) innerhalb von sechs Monaten bei der Paartherapie in Gruppen bei 25 %, bei der Paartherapie bei 43 % und bei der Kontrollgruppe bei 67 % lagen. Beim 2-Jahres-Follow-up lag die Rückfallrate bei 13 % bei den Paaren, die an einer Paar-Intervention teilgenommen hatten, gegenüber 50 % bei der Kontrollgruppe. Die Paar-Interventionen führten zu einer Reduktion von Gewalt, weniger destruktiven Paarkonflikten und einer höheren Beziehungszufriedenheit. Interessant ist zudem der Befund, dass bei den beiden Interventionsgruppen 50 % (Paartherapie) und 6.5 % (Gruppen-Paartherapie) der Frauen berichteten, durch die Therapie den Mut gefunden zu haben, sich vom Partner zu trennen.

Paartherapie wirkt nachweislich

In der Metaanalyse von Karakurt et al. (2016) wird eine gemittelte Effektstärke von .84 (Vergleich von Paartherapie mit unbehandelter Kontrollgruppe oder Alternativintervention) berichtet, was die Wirksamkeit von Paartherapie zur Behandlung von Gewalt belegt. Angesichts der Tatsache, dass viele Paare, die eine Paartherapie in Anspruch nehmen, leichte (38.5 %) oder moderate bis schwere (40.3 %) Gewalt erfahren (Simpson et al., 2007), sind diese Befunde ermutigend. Da Gewalt bei Paaren zudem häufig im Rahmen posttraumatischer Belastungsstörungen (PTBS; v. a. bei Veteranen) auftritt, sind die Befunde der Metaanalyse von Sijercic et al. (2022) relevant, die zeigen, dass PTBS besonders erfolgreich mittels Paartherapie behandelt werden kann.

Zusammenfassend belegen auch neuere Review-Artikel, dass Interventionen bei Paaren mit Gewalterfahrungen des Typs A oder B wirksam sind (Stith et al., 2022).

4.4 Probleme bei der Durchführung

Paartherapien bei schwerer Gewalt schwierig

Sobald moderate bis schwere Gewalt im Spiel ist, gestalten sich Paartherapien schwierig. Wie bereits in den Kapiteln 3.1 und 3.2 beschrieben, gilt es zunächst sorgfältig abzuklären, um welchen Typ Gewalt es sich handelt (A, B oder C), da Indikation und Erfolg der Paartherapie maßgeblich von einem akkuraten Verständnis des Typs abhängen. Während eine Paartherapie bei Typ C keinen bedeutsamen Zugewinn zu einer individualtherapeutischen Behandlung darstellt, sind bei den Typen A und B ein interpersonelles Störungsverständnis und die dyadische Zugangsweise wichtig und vielversprechend. Davon abgesehen gibt es verschiedene Schwierigkeiten bei der Durchführung:

Den eigenen Anteil an der Gewalt nicht sehen wollen

Mangelnde Kooperation. Es kommt vor, dass der Partner bzw. die Partnerin des Gewalttätigen selbst keinen Anteil an der Gewaltdynamik bei sich sehen will und auf der Darstellung beharrt, dass das Gewaltproblem nur den anderen betreffe. Da Gewalt bei Typ A und B jedoch immer von beiden mitbedingt wird (vgl. Kapitel 2.5 zur Reziprozität), ist es wichtig, dieses Erklärungsmodell neutral, aber überzeugend zu vertreten und beiden theoretisch und diagnostisch aufzuzeigen, was sie dazu beitragen können, damit Gewalt in der Beziehung überwunden werden kann. Es braucht beide dazu, weshalb auch das Engagement beider von Bedeutung ist. Dabei geht es nicht um Schuldzuweisungen, sondern um das Verständnis einer Dynamik, welche zu Gewalt führt. Aber letztlich geht es auch um ein Verlassen der Komfortzone und das Aufgeben eines dichotomen Gewaltverständnisses (Opfer vs. Täter).

Mangelnde Kooperation und Nicht-Einhalten definierter Regeln

Nicht-Einhaltung des Vertrags. Ob der Anti-Gewalt-Vertrag effektiv von beiden Partner:innen eingehalten wird, kann nicht überprüft werden, da er lediglich der Festlegung einer stärkeren Verbindlichkeit und moralischen Verpflichtung dient. Hat man den Verdacht oder wird von dem Partner bzw. der Partnerin berichtet, dass der Vertrag nicht eingehalten wird, verliert man seine Glaubwürdigkeit, wenn weitergearbeitet wird, als ob nichts wäre. Wenn man mit dem Verhaltensvertrag arbeitet, gilt dieser. Bei Regelbruch muss entsprechend eine Verwarnung ausgesprochen und eine Konsequenz angekündigt werden (z.B. „Wenn der Vertrag nicht eingehalten wird, dann sehe ich mich gezwungen, die Paartherapie zu beenden“). Nach zweimaligem Zuwiderhandeln empfiehlt es sich, die Therapie zu beenden.

Opfer-Täter-Rollenfestschreibungen können Machtspiele auslösen

Machtspiele. Da die Person, welche gewalttätig war und bei der die Gewalt aktenkundig wurde, unter starkem Druck steht, auf keinen Fall wieder Anzeichen von Gewalt zeigen zu dürfen, da ihr ansonsten gravierende Konsequenzen drohen (z.B. Inhaftierung), hat der Partner bzw. die Partnerin sehr viel Macht über die Situation, welche ausgespielt werden kann. Eine gesunde Paarbeziehung setzt ein ausgewogenes Machtgleichgewicht voraus, das in diesem Fall gestört ist. Es gilt, auf solche Situationen zu achten und diese anzusprechen. Können diese Machtspiele nicht unterbrochen werden, wird man zum

Komplizen bzw. zur Komplizin dieser Person und verliert die therapeutische Allparteilichkeit.

Hohe Emotionalität. In vielen Fällen geht Gewalt mit einer hohen (wechselseitigen) verbalen Aggression einher, die zu Hause leicht in physische Gewalt übergehen kann (was in der Therapiesituation selten vorkommt). Es wird laut geschrien, eine starke physiologische Erregung ist spürbar und überträgt sich oft auch auf den Therapeuten bzw. die Therapeutin. Hier gilt es, Ruhe in die Dynamik zu bringen, indem mit dem Paar beispielsweise eine Entspannungsmethode (z.B. progressive Muskelrelaxation) eingeübt wird, die in solchen Situationen eingesetzt werden kann. Damit zeigt man dem Paar in der Therapiesitzung auf, wie es mit einer hohen Stressbelastung umgehen kann (vgl. auch das Kapitel 4.2.5 zur SENF-Methode). Im Sinne der Roger'schen Basisvariablen (Empathie, Akzeptanz und Kongruenz) darf man als Therapeut bzw. Therapeutin dazu stehen, dass einen diese starke Negativität ebenfalls mitnimmt. Damit kann man dem Paar spiegeln, wie sich diese hohe Destruktivität auf sie selbst, aber auch auf ihr Umfeld (z.B. Kinder) auswirken kann.

Auf Emotionalität/verbale Aggressionen mental vorbereitet sein

Kulturelle Normen. Bei binationalen Paaren oder Paaren, bei denen beide aus einer dem Therapeuten bzw. der Therapeutin fremden Kultur stammen, ist es wichtig, die kulturellen Hintergründe und dort vorherrschenden Einstellungen zu Gewalt in Partnerschaft und Familie zu kennen und in der Behandlung zu berücksichtigen. Es geht nicht darum, dem Paar westliche Normen überzustülpen, sondern, ihm aufzuzeigen, dass unabhängig von unterschiedlichen Formen der Sozialisation und unabhängig von kulturellen Hintergründen Gewalt in keiner Partnerschaft zulässig ist. Gewalt zerstört immer Intimität und Nähe (unabhängig von Alter, Geschlecht, Geschlechtsorientierung oder Ethnie) und beschädigt damit die Grundpfeiler für einen respektvollen und liebevollen Umgang miteinander. Emotionale Bindung und Gewalterfahrung sind inkompatibel, weshalb Gewalt Liebe verunmöglicht. Auf dieser Basis gilt es, dem Paar neue Wege aufzuzeigen, wie es Konflikte lösen kann, ohne auf Gewalt zurückgreifen zu müssen.

Kulturell unterschiedliches Verständnis von Macht und Gewalt berücksichtigen

Konflikt mit Individualtherapie. Eine Schwierigkeit, welche nicht nur im Zusammenhang mit Gewalt, sondern allgemein häufig beobachtet werden kann, ist das Konfligieren der Inhalte und Vorgehensweisen bei einer Individual- und Paartherapie. Partner:innen, welche parallel zur Paartherapie in einer Individualtherapie sind, werden mit unterschiedlichen Sichtweisen und Inputs konfrontiert, welche häufig inkompatibel erscheinen. Während beispielsweise eine Individualtherapeutin darauf hinarbeitet, dass ihr Patient seine eigenen Bedürfnisse besser wahrnimmt und diese durchzusetzen lernt, wird in der Paartherapie auf die eigenen *und* die Bedürfnisse des Partners bzw. der Partnerin fokussiert und dazu eingeladen, beide gleichermaßen wahrzunehmen und faire Kompromisse zu deren Befriedigung zu finden. Hier gilt es, das Spannungsfeld anzusprechen und die vermeintlichen Paradoxe aufzulösen.

Zu viele Köche verderben den Brei: Je mehr Fachleute involviert sind, desto schwieriger

Letztlich ist es wichtig, dass man die eigenen Bedürfnisse richtig spüren und artikulieren kann (das kann man aus der Individualtherapie mitnehmen), doch dann gilt es ebenso beim anderen diese Bedürfnisse zuzulassen und beide im Blick zu behalten (wofür man in der Paartherapie sensibilisiert wird). Da bei Gewalt bei Paaren häufig auch Behörden und andere Fachstellen involviert sind, ist es wichtig, dass mit diesen ein Austausch stattfindet und die eigene Sicht auf die Gewalt beim jeweiligen Paar fachlich fundiert vertreten werden kann.

Es ist wichtig, dass Therapeut:innen auf die eigene Psychohygiene achten

Eigene Grenzen und Unsicherheiten. Mit Paaren mit Gewalt zu arbeiten ist anspruchsvoll und setzt neben hohen therapeutischen Kompetenzen auch eine „natürliche Autorität" voraus. Zudem muss man sich vorstellen können, mit gewalttätigen Paaren zu arbeiten, und angstfrei an die Thematik herangehen können. Hilfreich ist auch bei langjähriger Erfahrung eine Supervision, damit man durch die Außenperspektive eines erfahrenen Kollegen bzw. einer erfahrenen Kollegin Sicherheit und Rückhalt erfährt, den Überblick behält und auch auf das eigene Befinden und die eigene Psychohygiene achten lernt.

5 Fallbeispiel

Paar K.: Gehen oder in der Beziehung bleiben?

Kommen wir zurück zum Fallbeispiel, welches wir bereits in Kapitel 3.1 (SORCK-Modell auf Seite 32) kennengelernt haben. Es handelt sich um das Paar K. (er ist 49 Jahre alt, sie ist 47 Jahre alt, die gemeinsame Tochter ist 15 Jahre alt), das in die Paartherapie kam, um die Frage zu klären, ob sie sich trennen sollten. In der Problemanalyse berichtete das Paar von (1) Stress und wenig gemeinsamer Zeit, (2) Kommunikationsproblemen, (3) großer emotionaler Distanz und Entfremdung, (4) einer sich anbahnenden Außenbeziehung der Frau und (5) Gewalt in der Partnerschaft.

Frau K. fühlte sich von ihrem Mann zu wenig gesehen und wertgeschätzt und litt unter dem Eindruck, dass es immer nur um ihn gehe, um seine Karriere und sein Befinden, und sie im Leben zu kurz komme. Sie wirft ihm dies immer häufiger vor, worauf er mit Rückzug und Ablehnung reagiert.

Beide fühlen sich unverstanden. Auf ihrer Seite sind viel Groll und Bitterkeit spürbar und sie hadert damit, dass sie stets hinter ihm zurückstehen musste. Bei ihr kommt zudem eine alte Thematik hoch, das Fremdgehen des Vaters, welches zur Scheidung ihrer Eltern geführt hatte. Sie fühlt sich erneut vom Leben betrogen, empfindet seine emotionale Kälte als innere Abkehr von ihr, welche faktisch einer Scheidung gleichkomme, und will es diesmal nicht wie damals als Kind einfach passiv hinnehmen, sondern sich aktiv dagegen wehren. Aus diesem Grund hat sie eine Beziehung zu einem anderen Mann aufgebaut, welche allmählich in eine sexuelle Außenbeziehung zu münden droht, zumal dieser Mann vermehrt Druck macht und sie drängt, sich von ihrem Mann zu trennen. Sie möchte aus moralischen Gründen und der Tochter zuliebe mit Sex und einer Trennung noch warten, fühle sich zu ihm jedoch sehr stark hingezogen und erwäge ernsthaft die Trennung von ihrem Mann.

Für Herrn K. ist die sich anbahnende Außenbeziehung seiner Frau eine große Belastung und Bedrohung. Er fühlt sich massiv verunsichert und seiner Frau hilflos ausgeliefert. Er kann sich eine Trennung nicht vorstellen und reagiert mit starker Eifersucht. Er wirft ihr vor, sie sei zu fordernd, er könne es ihr nie recht machen, sie sei daran, ihre Partnerschaft zu zerstören. Es sei unfair, dass sie ihn dafür verantwortlich machen wolle, wenn sie es sei, die die Beziehung mit ihrer Affäre ruiniere.

Auseinandersetzungen schaukeln sich auf bis hin zu Gewaltsituationen

Immer häufiger kommt es deswegen zu heftigen verbalen Auseinandersetzungen. Es gibt Vorwürfe, wechselseitige Beschimpfungen und Abwertungen. Im Zuge eines solchen Konflikts kam es zu einer Gewaltszene, bei welcher Herr K. ein Glas zu Boden warf und Frau K. durch einen Scherbensplitter am Knöchel verletzt wurde. Ihr Auszug aus dem Haus mit der Tochter wirkte auf ihn hoch bedrohlich. Er schlief kaum mehr und reagierte mit Verzweiflung und Angst. Es kam zu einem Alkoholexzess. Danach suchte er einen Individualtherapeuten auf, um die Problematik in den Griff zu bekommen. Dieser trainierte mit ihm gewaltfreie Kommunikation und bearbeitete mit ihm Themen wie männliche Dominanz und Kontrolle, problematische Rollenmuster und dysfunktionale Einstellungen.

Als er bei einem neuerlichen Konflikt die Strategien der gewaltfreien Kommunikation anzuwenden versuchte, sabotierte Frau K. dies und es kam zu einem erneuten gewalttätigen Zusammenstoß mit verbalen Erniedrigungen von ihrer Seite und einem groben Wegstoßen von seiner Seite. Aufgrund der Verletzung der Frau wurden Ermittlungen wegen häuslicher Gewalt eingeleitet. Die Frau fühlte Genugtuung und sah sich im Recht, ihren Mann nun definitiv zu verlassen. Dennoch willigte sie ein, eine Paartherapie zu versuchen.

Elemente der Paartherapie

Therapeutisch wurde mit dem Paar wie folgt gearbeitet:

Nach der Problemanalyse und funktionalen Bedingungsanalyse (mithilfe des SORCK-Modells) wurden folgende Therapieelemente umgesetzt: (1) Klärung des Bedürfnisses nach Trennung und welche Ursachen dahinterstehen, (2) Planung von mehr gemeinsamer Zeit und Aufbau von Positivität mittels Reziprozitätstraining (Bodenmann, 2012; Schindler et al., 2019), (3) Anti-Gewalt-Vertrag mit beiden und Abmachung, dass Frau K. während sechs Monaten darauf verzichtet, mit dem neuen Mann Kontakt zu haben, bis definitiv geklärt ist, wie es mit der aktuellen Partnerschaft weitergehen soll, (4) Förderung der emotionalen Kommunikation mittels SaGeBe-Methode sowie (5) Durchführung der SENF-Methode und (6) Repair-Gespräche mit anschließendem Versöhnungsritual.

Problemanalyse

In der ersten Hälfte der ersten Sitzung (es wird immer in 100-minütigen Sitzungen gearbeitet) erfolgte eine sorgfältige Problemanalyse, in welcher Herr und Frau K. eingeladen wurden, ihre Sicht der Probleme zu schildern. In der zweiten Hälfte des Erstgesprächs wurde auf die Anfangsphase der Partnerschaft eingegangen (wie sich das Paar kennenlernte, was sie aneinander fasziniert hatte) und auf bisherige schöne gemeinsame Zeiten. Die beiden Pole (einerseits, was man Schönes zusammen erlebt hatte und was einem am anderen gefallen hatte und andererseits, wie negativ die Beziehung durch Probleme und Krisen mit Gewalt aktuell erlebt wird) wurden gegeneinander kontrastiert und zur Bilanzierung genutzt, um die Frage des Gehens oder Bleibens in der Partnerschaft zu diskutieren.

In den beiden Folgesitzungen wurden gemeinsame Zeitfenster für die Partnerschaft etabliert. So wurden zwei Abende pro Woche und zwei Wochenenden pro Monat festgelegt, in denen das Paar Zeit für sich hatte und gemeinsam etwas unternehmen sollte (z. B. Restaurantbesuch, gemeinsamer Spaziergang etc.). Gleichzeitig wurde versucht, die Grundpositivität mittels Reziprozitätstraining zu erhöhen, indem beide eingeladen wurden, im Alltag wieder mehr Zeichen der Aufmerksamkeit, des Interesses, der Zuwendung und der Wertschätzung zu setzen.

Thema Gewalt ansprechen

Als gegen Ende der dritten Sitzung das Thema Gewalt aufkam, wurde auf dieses eingegangen und ein SORCK-Modell zum Verständnis der Gewalt erstellt. Da es sich um reziproke Gewalt handelte, wurden dem Paar mittels Psychoedukation die Erkenntnisse aus dem SORCK-Modell erläutert und allgemeine Informationen zu dyadischer Gewalt gegeben. Dabei wurden folgende Punkte angesprochen: (1) Ursachen für die Gewalt, (2) Auslöser für die Gewalt, (3) wer was zur Gewalt während des Prozesses beiträgt und (4) welche Strategien vermittelt werden sollen, um die Gewalt zu beseitigen. Dabei wird herausgearbeitet, dass die hohe Negativität, welche in Gewalt umschlägt, persönliche Gründe hat und in stark negativen Emotionen begründet liegt. Diese Emotionen gilt es wahrzunehmen und ihnen nachzuspüren, um verstehen zu können, was man durch sie erfahren kann. Hierzu wurde die SaGeBe-Methode eingeführt und die emotionale Selbstöffnung von Frau und Herrn K. in mehreren Sitzungen trainiert.

SaGeBe-Methode einführen und trainieren

Insgesamt wurden fünf SaGeBe-Gespräche durchgeführt (in denen Herr und Frau K. jeweils beide Rollen, d.h. sowohl die der sprechenden als auch die der zuhörenden Person übernahmen). Frau K. äußert in diesen Gesprächen, dass sie das Gefühl habe, dass ihr Mann nicht wegen des Jobs keine Zeit mehr für sie habe, sondern fremdgehen könnte. Sie interpretiere seine Ablehnung als Zeichen dafür, dass er seine Liebe von ihr abgezogen habe. Als Beweise für ihre Theorie fügt sie an, dass sie ihn mehrfach telefonisch zu erreichen versucht habe, wenn er abends wegen Überstunden nicht nach Hause gekommen sei und sie ihn jeweils nicht erreicht habe. Er sei nicht ans Telefon gegangen und bei seiner Rückkehr habe er keine gute Erklärung dafür gehabt. Sie nahm an, dass er, anstatt hart zu arbeiten, sich mit einer Geliebten vergnügte. Als weiteres Indiz für ihre Annahme führte sie an, dass er in seinem Kalender Termine eingetragen habe, die sie nicht habe zuordnen können. Auch hier sei er ausweichend geblieben und hätte sie nicht beruhigen können. Die Aussicht, dass er sich neu verliebt habe, hätte ihr den Boden unter den Füßen weggezogen. Sie habe starke Verlustängste und eine tiefe Traurigkeit und Einsamkeit empfunden. Das alte „Scheidungstrauma" sei in ihr hochgekommen und sie habe ihm gegenüber nur noch Abneigung und Hass empfunden. Ihr emotionales Erleben beschrieb sie als eine Achterbahn mit Gefühlen der Traurigkeit, Angst und Verzweiflung auf der einen Seite und Wut, Hass und Bitterkeit auf der anderen Seite. Ihr Bedürfnis nach Sicherheit und Geborgenheit sei nicht mehr befriedigt worden. In späteren Gesprächen äußert Frau K. zudem Gefühle der Reue: es tue ihr leid, dass sie ihn bis zum Äußersten getrieben habe, sie habe jedoch keinen anderen Ausweg gesehen. Es sei schrecklich, dass sie beide an einen solchen Punkt gekommen seien, und es tue ihr auch für die Tochter leid. Sie weinte bitterlich.

Herr K. schilderte in den SaGeBe-Gesprächen, dass er seit dem Aufstieg in die Direktion unter ständigem Druck gestanden habe und Angst hatte, den neuen Anforderungen nicht genügen zu können. Er fühlte sich als Hochstapler, der in eine Position gerutscht war, die er nicht ausfüllen konnte. Er meinte, durch möglichst viel Arbeit und Überstunden wenigstens seine Motivation zeigen zu müssen, und fühlte sich wie ein gehetztes und gejagtes Reh. Er habe ein starkes Leistungsdenken internalisiert, da seine Eltern ihn immer zu Bestleistungen angespornt und diese von ihm erwartet hätten. Dass seine Frau ihn zusätzlich unter Druck gesetzt und immer mehr Forderungen und Ansprüche an ihn gehabt habe, anstatt ihn zu fragen, wie es ihm gehe, und ihn emotional zu unterstützen, habe er als besonders überfordernd erlebt. Er habe sich einsam und alleingelassen gefühlt, sei mit seinen Ängsten nicht klargekommen und habe sich dafür geschämt. Ihre Unterstellungen, dass er fremdgehen würde, hätten ihn stark getroffen und innerlich „zerstört". Als sie dann ihrerseits drohte, ihn für einen anderen Mann zu verlassen, sei seine Welt zusammengebrochen. Er habe sich minderwertig und defizitär gefühlt. Ihm sei alles entglitten. Tiefe Trauer und Resignation hätten ihn erfüllt.

Beide schilderten in weiteren SaGeBe-Gesprächen, dass sie stark darunter gelitten haben, dass ihnen die wichtigste Stütze, der Partner bzw. die Partnerin, weggebrochen sei, und sie sich orientierungslos und hoffnungslos gefühlt hätten. Beide hätten sich Zeichen der Zuneigung, des Verständnisses und der Wertschätzung vom anderen erhofft, stattdessen jedoch Ablehnung und Zurückweisung erfahren. Beide äußerten, dass sie tieftraurig über das Vorgefallene seien. Er thematisierte wiederholt starke Gefühle der Scham und Insuffizienz. Er hätte nie gewalttätig werden dürfen, das sei inakzeptabel. Das könne er nie wiedergutmachen, an ihm würden diese Vorfälle nun wie „Pech" kleben. Er arbeitete heraus, dass sein größtes Bedürfnis sei, dass sie sich wieder vertrauen könnten. Das gegenseitige Vertrauen sei verloren gegangen. Es sei klar, dass sie ihm nicht mehr vertrauen könne, er ihr jedoch auch nicht mehr, da dieser andere Mann im Spiel sei.

Einsatz der SENF-Methode

Beim Erarbeiten der jeweiligen Beiträge zum Gewaltprozess wird die SENF-Methode eingeführt. Herr und Frau K. definieren ein Stopp-Signal (Hand heben) und legen fest, wie sie die Auszeit gestalten wollen. Er will sich ins Arbeitszimmer zurückziehen und mit klassischer Musik beruhigen, sie will sich ins Schlafzimmer zurückziehen und dort auf dem Bett meditieren. Sie hatte früher Yoga gemacht und will Techniken daraus verwenden, um sich zu beruhigen. Beim Nachdenken wollen sie sich bewusst machen, dass eigentlich beide einander weiterhin gernhaben, dass das Misstrauen unangebracht sei und sie sich einander zuwenden möchten. Sie vereinbaren als Zeichen, das Gespräch wieder aufzunehmen, das In-die-Küche-Gehen. Dort wollen sie sich treffen, wenn sie sich beruhigt und „mental richtig kalibriert" haben, wie sie sagt. Wer sich früher beruhigt hat, wartet bereits in der Küche. Falls die Tochter dort sei, werde sie aufgefordert, in ihr Zimmer zu gehen. Beide erklären sich als einverstanden, dass dem anderen nicht nachgegangen wird, wenn er oder sie sich zurückziehen möchte und der Rückzug akzeptiert wird. Es soll nicht gedrängt werden, das Gespräch wieder aufzunehmen. Man wolle warten, bis beide dazu bereit seien.

Mit dem Paar wird zudem bearbeitet, wie es zu diesem Vertrauensverlust kommen konnte und wie sie künftig angemessener mit Misstrauen umgehen können, indem sie schneller ansprechen, wenn sie etwas umtreibt und belastet. Die Außenbeziehung von Frau K. wird thematisiert, deren Funktion gemeinsam eruiert und herausgearbeitet, wie diese definitiv beendet werden kann.

Repair-Gespräche und Versöhnungsritual

Die Repair-Gespräche wurden eingeführt und mit dem Paar ausgearbeitet und im Rollenspiel geübt. Beide erlebten diese als hilfreich, um keine negativen Gefühle entstehen zu lassen und ihnen zu helfen, das bekannte Muster (das Ruminieren über das Verhalten des anderen und das Verlieren in negativen Erklärungsansätzen) zu durchbrechen.

Der Therapeut erarbeitete mit dem Paar ein Entschuldigungs- und Versöhnungsritual. Herr und Frau K. schlugen vor, gemeinsam eine Donauschifffahrt zu machen und dabei die Etappen ihrer Ehe bei den verschiedenen Stationen (Wien, Bratislava, Budapest) Revue passieren zu lassen und ihr Eheversprechen zu erneuern.

Weiter wurde besprochen, wie sie die Gewalt ihrer Tochter erklären und wie sie sich bei ihr dafür entschuldigen können.

Das Fallbeispiel zeigt, dass Gewalt bei Paaren aus Sicht einer dyadischen Perspektive erfolgreich behandelt werden kann. Da reziproke Gewalt bei Paaren häufig ist, lohnt sich in den meisten Fällen eine paartherapeutische Intervention.

6 Weiterführende Literatur

Bodenmann, G. (2012). *Verhaltenstherapie mit Paaren. Ein bewältigungsorientierter Ansatz.* Bern: Huber.

Bodenmann, G. (2023). *Streitet Euch. Wie Konflikte Paare und ihre Kinder stärken.* Ostfildern: Patmos.

Bodenmann, G. & Bodenmann-Kehl, C. (2024). *Paartherapie. 75 Therapiekarten.* Weinheim: Beltz.

Schindler, L., Hahlweg, K. & Revenstorf, D. (2019). *Partnerschaftsprobleme: Diagnose und Therapie.* Berlin: Springer. https://doi.org/10.1007/978-3-642-11729-9

Stith, S.M. & McCollum, E.E. (2011). *Couples therapy for domestic violence: Finding save solutions.* Washington, DC: American Psychological Association.

7 Literatur

Adams, D. (1988). Treatment models of men who batter: A profeminist analysis. In K. Yllö & M. Bograd (Eds.), *Feminist perspectives on wife abuse* (pp. 176–199). Newbury Park, CA: Sage Publications.

Archer, J. (2000). Sex differences in aggression between heterosexual partners: A meta-analytic review. *Psychological Bulletin, 126*(5), 651–680.

Arias, E., Arce, R. & Vilariño, M. (2013). Batterer intervention programmes: A meta-analytic review of effectiveness. *Psychosocial Intervention, 22*(2), 153–160. https://doi.org/10.5093/in2013a18

Babcock, J., Green, C.E. & Robie, C. (2004). Does batterers' treatment work? A meta-analytic review of domestic violence treatment. *Clinical Psychology Review, 23*(8), 1023–1053. https://doi.org/10.1016/j.cpr.2002.07.001

Bair-Merritt, M.H., Holmes, W.C., Holmes, J.H., Feinstein, J. & Feudtner, C. (2008). Does intimate partner violence epidemiology differ between homes with and without children? A population-based study of annual prevalence and associated risk factors. *Journal of Family Violence, 23,* 325–332. https://doi.org/10.1007/s10896-008-9154-y

Bandura, A. & Walters, R.H. (1977). *Social learning theory*. Englewood Cliffs, NJ: Prentice-Hall.
Barrett, B.J. & St. Pierre, M. (2013). Intimate partner violence reported by lesbian-, gay-, and bisexual-identified individuals living in Canada: An exploration of within-group variations. *Journal of Gay & Lesbian Social Services, 25*(1), 1–23.
Bartholomew, K. & Cobb, R. (2010). Conceptualizing relationship violence as a dyadic process. In L.M. Horowitz & S. Strack (Eds.), *Handbook of interpersonal psychology: Theory, research, assessment, and therapeutic interventions* (pp. 233–248). Hoboken, NJ: John Wiley & Sons. https://doi.org/10.1002/9781118001868.ch14
Bartling, G., Echelmeyer, L. & Engberding, M. (2016). *Problemanalyse im psychotherapeutischen Prozess: Leitfaden für die Praxis*. Stuttgart: Kohlhammer. https://doi.org/10.17433/978-3-17-029760-9
Bates, E.A. (2016). Current controversies within intimate partner violence: Overlooking bidirectional violence. *Journal of Family Violence, 31,* 937–940. https://doi.org/10.1007/s10896-016-9862-7
Baucom, D.H., Belus, J.M., Adelman, C.B., Fischer, M.S. & Paprocki, C. (2014). Couple-based interventions for psychopathology: A renewed direction for the field. *Family Process, 53*(3), 445–461. https://doi.org/10.1111/famp.12075
Bell, K.M. & Naugle, A.E. (2008). Intimate partner violence theoretical considerations: Moving towards a contextual framework. *Clinical Psychology Review, 28*(7), 1096–1107. https://doi.org/10.1016/j.cpr.2008.03.003
Berg, I.K. & Miller, S.D. (1992). *Working with the problem drinker: A solution-focused approach*. New York: W. W. Norton & Company.
Bodenmann, G. (2012). *Verhaltenstherapie mit Paaren. Ein bewältigungsorientierter Ansatz*. Bern: Huber.
Bodenmann, G. (2016). *Lehrbuch Klinische Paar- und Familienpsychologie*. Bern: Hogrefe. https://doi.org/10.1024/85620-000
Bodenmann, G. (2022). *Schatten über der Partnerschaft*. Bern: Hogrefe. https://doi.org/10.1024/86212-000
Bodenmann, G., Keller, N. & Jordi, B. (2003). *Erfassung von Gewalt bei Paaren. Der FGP-Fragebogen*. Unveröffentlichtes Manuskript, Universität Freiburg, Schweiz.
Bodenmann, G., Meuwly, N., Bradbury, T.N., Gmelch, S. & Ledermann, T. (2010). Stress, anger, and verbal aggression in intimate relationships: Moderating effects of individual and dyadic coping. *Journal of Social and Personal Relationships, 27*(3), 408–424. https://doi.org/10.1177/0265407510361616
Bradley, R.P. & Gottman, J.M. (2012). Reducing situational violence in low-income couples by fostering healthy relationships. *Journal of Marital and Family Therapy, 38,* 187–198. https://doi.org/10.1111/j.1752-0606.2012.00288.x
Brown, T.N. & Herman, J. (2015). *Intimate partner violence and sexual abuse among LGBT people*. eScholarship, University of California.
Bundesamt für Statistik [Schweiz]. (2023). *Häusliche Gewalt*. Verfügbar unter: https://www.bfs.admin.ch/bfs/de/home/statistiken/kriminalitaet-strafrecht/polizei/haeusliche-gewalt.html
Bundeskriminalamt (2021). *Polizeiliche Kriminalstatistik (2021). Bundesrepublik Deutschland*. Verfügbar unter: https://www.bka.de/DE/AktuelleInformationen/StatistikenLagebilder/PolizeilicheKriminalstatistik/PKS2021/pks2021_node.html
Caldwell, J.E., Swan, S.C. & Woodbrown, V.D. (2012). Gender differences in intimate partner violence outcomes. *Psychology of Violence, 2*(1), 42–57. https://doi.org/10.1037/a0026296

Cameranesi, M., Piotrowski, C.C. & Brownridge, D.A. (2020). Profiles of adjustment in children and adolescents exposed to intimate partner violence: A scoping review investigating resilience processes. *Journal of Positive School Psychology, 4*(1), 117–136.
Cannon, C., Hamel, J., Buttell, F. & Ferreira, R.J. (2016). A survey of domestic violence perpetrator programs in the United States and Canada: Findings and implications for policy and intervention. *Partner Abuse, 7*(3), 226–276. https://doi.org/10.1891/1946-6560.7.3.226
Capaldi, D.M., Knoble, N.B., Shortt, J.W. & Kim, H.K. (2012). A systematic review of risk factors for intimate partner violence. *Partner Abuse, 3*(2), 231–280. https://doi.org/10.1891/1946-6560.3.2.231
Capaldi, D.M., Low, S., Tiberio, S. & Shortt, J. (2019). Intimate partner violence across the lifespan: Dyadic theory and risk and protective factors. In R. Geffner, J.W. White, L.K. Hamberger, A. Rosenbaum, V. Vaughan-Eden & V.I. Vieth (Eds.), *Handbook of interpersonal violence and abuse across the lifespan* (pp. 1–25, Living reference work). Cham: Springer. https://doi.org/10.1007/978-3-319-62122-7_151-1
Cheng, S.Y., Davis, M., Jonson-Reid, M. & Yaeger, L. (2021). Compared to what? A meta-analysis of batterer intervention studies using nontreated controls or comparisons. *Trauma, Violence & Abuse, 22*(3), 496–511. https://doi.org/10.1177/1524838019865927
Coid, J., Yang, M., Ullrich, S., Roberts, A. & Hare, R.D. (2009). Prevalence and correlates of psychopathic traits in the household population of Great Britain. *International Journal of Law Psychiatry, 32,* 65–73. https://doi.org/10.1016/j.ijlp.2009.01.002
Dachorganisation der Frauenhäuser Schweiz und Liechtenstein (DAO). (2021). *Gewalt in Paarbeziehungen in der Schweiz*. Verfügbar unter: https://www.frauenhaeuser.ch/sites/default/files/2021-11/DAO_GewaltPaarbeziehungenSchweiz_DE_0.pdf
Dahlberg, L.L. & Krug, E.G. (2002). Violence – A global public health problem. In E.G. Krug, J.A. Mercy, A.B. Zwi & R. Lozano (Eds.), *World report on violence and health* (pp. 1–19). Geneva: World Health Organization.
Daniels, J.W. & Murphy, C.M. (1997). Stages and processes of change in batterers' treatment. *Cognitive and Behavioral Practice, 4*(1), 123–145. https://doi.org/10.1016/S1077-7229(97)80015-6
Dardis, C.M., Dixon, K.J., Edwards, K.M. & Turchik, J.A. (2015). An examination of the factors related to dating violence perpetration among young men and women and associated theoretical explanations: A review of the literature. *Trauma, Violence, & Abuse, 16*(2), 136–152.
DeKeseredy, W.S. (2011). Feminist contributions to understanding woman abuse: Myths, controversies, and realities. *Aggression and Violent Behavior, 16*(4), 297–302. https://doi.org/10.1016/j.avb.2011.04.002
Dutton, D.G. (1995). *The domestic assault of women: Psychological and criminal justice perspectives*. Vancouver: UBC Press.
Dutton, D.G. (2006). *Rethinking domestic violence*. Vancouver: UBC Press.
Eidgenössisches Büro für die Gleichstellung von Frau und Mann (EBG). (2020a). *Zahlen zu häuslicher Gewalt in der Schweiz*. Bern: EBG.
Eidgenössisches Büro für die Gleichstellung von Frau und Mann (EBG). (2020b). *Ursachen, Risiko- und Schutzfaktoren von Gewalt in Paarbeziehungen*. Bern: EBG.
Eldridge, K.A. & Christensen, A. (2002). Demand-withdraw communication during couple conflict: A review and analysis. In P. Noller & J.A. Feeney (Eds.), *Understanding marriage: Developments in the study of couple interaction* (pp. 289–322). Cambridge: Cambridge University Press. https://doi.org/10.1017/CBO9780511500077.016

Europarat/Council of Europe (2011). *Übereinkommen des Europarats zur Verhütung und Bekämpfung von Gewalt gegen Frauen und häuslicher Gewalt und erläuternder Bericht*. Verfügbar unter: https://rm.coe.int/1680462535.

European Union Agency for Fundamental Rights (FRA). (2014). *Violence against women: An EU-wide survey: Main results*. Retrieved from https://fra.europa.eu/sites/default/files/fra_uploads/fra-2014-vaw-survey-main-results-apr14_en.pdf

Fals-Stewart, W., Kashdan, T.B., O'Farrell, T.J. & Birchler, G.R. (2002). Behavioral couples therapy for drug-abusing patients: Effects on partner violence. *Journal of Substance Abuse Treatment, 22*(2), 87–96. https://doi.org/10.1016/S0740-5472(01)00218-5

Feder, L. & Wilson, D.B. (2005). A meta-analytic review of court-mandated batterer intervention programs: Can courts affect abusers' behavior? *Journal of Experimental Criminology, 1*(2), 239–262. https://doi.org/10.1007/s11292-005-1179-0

Foshee, V.A., Linder, F., MacDougall, J.E. & Bangdiwala, S. (2001). Gender differences in the longitudinal predictors of adolescent dating violence. *Preventive Medicine, 32*(2), 128–141. https://doi.org/10.1006/pmed.2000.0793

Gloor D. & Meier H. (2004). *Frauen, Gesundheit und Gewalt im sozialen Nahraum. Repräsentativbefragung bei Patientinnen der Maternité Inselhof Triemli, Klinik für Geburtshilfe und Gynäkologie, Zürich* (Büro für die Gleichstellung von Frau und Mann der Stadt Zürich & Maternité Inselhof Triemli, Zürich, Hrsg.). Bern: Edition Soziothek.

Graham-Kevan, N., & Bates, E.A. (2020). Intimate partner violence perpetrator programmes: Ideology or evidence-based practice? In J.S. Wormith, L.A. Craig & T.E. Hogue (Eds.), *The Wiley handbook of what works in violence risk management: Theory, research, and practice* (pp. 437–449). Hoboken, NJ: Wiley Blackwell. https://doi.org/10.1002/9781119315933.ch22

Hamilton, L., Koehler, J.A. & Lösel, F.A. (2013). Domestic violence perpetrator programs in Europe, part I: A survey of current practice. *International Journal of Offender Therapy and Comparative Criminology, 57*(10), 1189–1205. https://doi.org/10.1177/0306624X12469506

Hammett, J.F., Karney, B.R. & Bradbury, T.N. (2021). When does verbal aggression in relationships covary with physical violence? *Psychology of Violence, 11*(1), 50–60. https://doi.org/10.1037/vio0000311

Heise, L. (2011). *What works to prevent partner violence? An evidence overview* (Working paper). STRIVE Research Consortium, London School of Hygiene and Tropical Medicine.

Hester, M. & Donovan, C. (2009). Researching domestic violence in same-sex relationships—A feminist epistemological approach to survey development. *Journal of Lesbian Studies, 13*(2), 161–173. https://doi.org/10.1080/10894160802695346

Hetzel-Riggin, M.D. & Meads, C.L. (2011). Childhood violence and adult partner maltreatment: The roles of coping style and psychological distress. *Journal of Family Violence, 26,* 585–593. https://doi.org/10.1007/s10896-011-9395-z

Heyman, R.E., Lorber, M.F., Kim, S., Wojda-Burlij, A.K., Stanley, S.M., Ivic, A. et al. (2023). Overlap of relationship distress and intimate partner violence in community samples. *Journal of Family Psychology, 37*(1), 37–46. https://doi.org/10.1037/fam0001031

Hines, D.A. & Douglas, E.M. (2009). Women's use of intimate partner violence against men: Prevalence, implications, and consequences. *Journal of Aggression, Maltreatment & Trauma, 18*(6), 572–586. https://doi.org/10.1080/10926770903103099

Hines, D.A. & Saudino, K.J. (2003). Gender differences in psychological, physical, and sexual aggression among college students using the Revised Conflict Tactics Scales. *Violence and Victims, 18,* 197–218. https://doi.org/10.1891/vivi.2003.18.2.197

Holtzworth-Munroe, A. & Meehan, J.C. (2004). Typologies of men who are maritally violent: Scientific and clinical implications. *Journal of Interpersonal Violence, 19,* 1369–1389. https://doi.org/10.1177/0886260504269693

Holtzworth-Munroe, A. & Stuart, G.L. (1994). Typologies of male batterers: Three subtypes and the differences among them. *Psychological Bulletin, 116*(3), 476–497. https://doi.org/10.1037/0033-2909.116.3.476

Jacobson, E. (2013). *Entspannung und Erholung. Progressive Muskelentspannung* [CD]. München: Abod.

Jacobson, N.S., Gottman, J.M. & Shortt, J.W. (1995). The distinction between Type 1 and Type 2 batterers – further considerations: Reply to Ornduff et al. (1995), Margolin et al. (1995), and Walker (1995). *Journal of Family Psychology, 9*(3), 272–279.

Johnson, M.P. & Ferraro, K.J. (2000). Research on domestic violence in the 1990s: Making distinctions. *Journal of Marriage and Family, 62,* 948–963. https://doi.org/10.1111/j.1741-3737.2000.00948.x

Jungnitz, L., Lenz, H.J., Puchert, R., Puhe, H. & Walter, W. (Hrsg.). (2007). *Gewalt gegen Männer: Personale Gewaltwiderfahrnisse von Männern in Deutschland*. Opladen: Budrich.

Karakurt, G., Koç, E., Çetinsaya, E.E., Ayluçtarhan, Z. & Bolen, S. (2019). Meta-analysis and systematic review for the treatment of perpetrators of intimate partner violence. *Neuroscience & Biobehavioral Reviews, 105,* 220–230. https://doi.org/10.1016/j.neubiorev.2019.08.006

Karakurt, G., Whiting, K., Van Esch, C., Bolen, S.D. & Calabrese, J.R. (2016). Couples therapy for intimate partner violence: A systematic review and meta-analysis. *Journal of Marital and Family Therapy, 42*(4), 567–583.

Kersten, A. (2020). Häusliche Gewalt: Handlung und Struktur im familialen Beziehungsgefüge. *Sozialpolitik, 1,* 1.3. https://doi.org/10.18753/2297-8224-152

Killias, M., Simonin, M. & De Puy, J. (2005). *Violence experienced by women in Switzerland over their lifespan. Results of the International Violence Against Women Survey (IVAWS).* Bern: Stämpfli.

Knox, L., Karantzas, G. & Ferguson, E. (2023). The role of attachment, insecurity, and stress in partner maltreatment: A meta-analysis. *Trauma, Violence & Abuse, 25*(1), 721–737. https://doi.org/10.1177/15248380231161012

Langhinrichsen-Rohling, J., Misra, T.A., Selwyn, C. & Rohling, M.L. (2012). Rates of bidirectional versus unidirectional intimate partner violence across samples, sexual orientations, and race/ethnicities: A comprehensive review. *Partner Abuse, 3*(2), 199–230. https://doi.org/10.1891/1946-6560.3.2.199

Leuchtmann, L., Horn, A., Randall, A.K., Kuhn, R. & Bodenmann, G. (2018). A process-oriented analysis of the three-phase method: A therapeutic couple intervention strengthening dyadic coping. *Journal of Couple & Relationship Therapy, 17*(4), 251–275. https://doi.org/10.1080/15332691.2018.1462283

Lewis, S.F. & Fremouw, W. (2001). Dating violence: A critical review of the literature. *Clinical Psychology Review, 21*(1), 105–127. https://doi.org/10.1016/S0272-7358(99)00042-2

Luthra, R. & Gidycz, C.A. (2006). Dating violence among college men and women: Evaluation of a theoretical model. *Journal of Interpersonal Violence, 21*(6), 717–731. https://doi.org/10.1177/0886260506287312

Marshall, A.D., Jones, D.E. & Feinberg, M.E. (2011). Enduring vulnerabilities, relationship attributions, and couple conflict: An integrative model of the occurrence and frequency of intimate partner violence. *Journal of Family Psychology, 25*(5), 709–718. https://doi.org/10.1037/a0025279

Miller, W.R. & Rollnick, S. (2013). *Motivational interviewing: Helping people change.* New York: Guilford.
Monson, C.M. & Langhinrichsen-Rohling, J. (2002). Sexual and nonsexual dating violence perpetration: Testing an integrated perpetrator typology. *Violence and Victims, 17*(4), 403–428. https://doi.org/10.1891/vivi.17.4.403.33684
Mosser, P. (2016). Erhebung (sexualisierter) Gewalt bei Männern. In C. Helfferich, B. Kavemann & H. Kindler (Hrsg.), *Forschungsmanual Gewalt: Grundlagen der empirischen Erhebung von Gewalt in Paarbeziehungen und sexualisierter Gewalt* (S. 177–190). Wiesbaden: Springer. https://doi.org/10.1007/978-3-658-06294-1_10
Murphy, C.M., Rosenbaum, A. & Hamberger, L.K. (2022). Relationship violence perpetrator intervention programs: History and models. In R. Geffner, J.W. White, L.K. Hamberger, A. Rosenbaum, V. Vaughan-Eden & V.I. Vieth (Eds.), *Handbook of interpersonal violence and abuse across the lifespan* (pp. 3387–3415). Cham: Springer. https://doi.org/10.1007/978-3-319-89999-2_134
O'Leary, K.D. (1999). Psychological abuse: A variable deserving critical attention in domestic violence. *Violence and Victims, 14,* 3–23. https://doi.org/10.1891/0886-6708.14.1.3
Nowinski, S.N. & Bowen, E. (2012). Partner violence against heterosexual and gay men: Prevalence and correlates. *Aggression and Violent Behavior, 17*(1), 36–52. https://doi.org/10.1016/j.avb.2011.09.005
Pence, E. & Paymar, M. (1993). *Education groups for men who batter: The Duluth model.* New York: Springer. https://doi.org/10.1891/9780826179913
Postmus, J.L., Hoge, G.L., Breckenridge, J., Sharp-Jeffs, N. & Chung, D. (2020). Economic abuse as an invisible form of domestic violence: A multicountry review. *Trauma, Violence & Abuse, 21*(2), 261–283. https://doi.org/10.1177/1524838018764160
Pratt, T.C., Cullen, F.T., Sellers, C.S., Thomas Winfree, L., Madensen, T.D., Daigle, L.E. et al. (2010). The empirical status of social learning theory: A meta-analysis. *Justice Quarterly, 27*(6), 765–802. https://doi.org/10.1080/07418820903379610
Randall, A.K. & Bodenmann, G. (2009). The role of stress on close relationships and marital satisfaction. *Clinical Psychology Review, 29*(2), 105–115. https://doi.org/10.1016/j.cpr.2008.10.004
Riggs, D.S. & O'Leary, K.D. (1996). Aggression between heterosexual dating partners: An examination of a causal model of courtship aggression. *Journal of Interpersonal Violence, 11*(4), 519–540. https://doi.org/10.1177/088626096011004005
Rowe, L.S., Doss, B.D., Hsueh, A.C., Libet, J. & Mitchell, A.E. (2011). Coexisting difficulties and couple therapy outcomes: Psychopathology and intimate partner violence. *Journal of Family Psychology, 25*(3), 455–458. https://doi.org/10.1037/a0023696
Sardinha, L., Maheu-Giroux, M., Stöckl, H., Meyer, S.R. & García-Moreno, C. (2022). Global, regional, and national prevalence estimates of physical or sexual, or both, intimate partner violence against women in 2018. *Lancet, 399*(10327), 803–813. https://doi.org/10.1016/S0140-6736(21)02664-7
Schindler, L., Hahlweg, K. & Revenstorf, D. (2019). *Partnerschaftsprobleme: Diagnose und Therapie.* Berlin: Springer. https://doi.org/10.1007/978-3-642-11729-9
Schröttle, M. (2017). *Gewalt in Paarbeziehungen* (Expertise für den Zweiten Gleichstellungsbericht der Bundesregierung). Berlin: Institut für Sozialarbeit und Sozialpädagogik e.V.
Schär, M., Ditzen, B. & Heinrichs, M. & Bodenmann, G. (2007). Emotionale und kardiovaskuläre Reaktionen von Paaren während einer paartherapeutischen Intervention. Eine Pilotstudie. *Zeitschrift für Klinische Psychologie und Psychotherapie, 36,* 251–260. https://doi.org/10.1026/1616-3443.36.4.251

Scott, K.L. (2004). Predictors of change among male batterers: Application of Theories and Review of Empirical Findings. *Trauma, Violence & Abuse, 5*(3), 260–284. https://doi.org/10.1177/1524838003264339

Sijercic, I., Liebman, R.E., Ip, J., Whitfield, K.M., Ennis, N., Sumantry, D. et al. (2022). A systematic review and meta-analysis of individual and couple therapies for posttraumatic stress disorder: Clinical and intimate relationship outcomes. *Journal of Anxiety Disorders, 91,* 102613. https://doi.org/10.1016/j.janxdis.2022.102613

Simpson, L.E., Doss, B.D., Wheeler, J. & Christensen, A. (2007). Relationship violence among couples seeking therapy: Common couple violence or battering? *Journal of Marital and Family Therapy, 33*(2), 270–283. https://doi.org/10.1111/j.1752-0606.2007.00021.x

Spencer, C.M., Stith, S.M. & Cafferky, B. (2022). What puts individuals at risk for physical intimate partner violence perpetration? A meta-analysis examining risk markers for men and women. *Trauma, Violence & Abuse, 23*(1), 36–51. https://doi.org/10.1177/1524838020925776

Stith, S.M. & McCollum, E.E. (2012). Conjoint treatment of couples who have experienced intimate partner violence. *Aggression and Violent Behavior, 16,* 312–318. https://doi.org/10.1016/j.avb.2011.04.012

Stith, S.M., McCollum, E.E. & Rosen, K.H. (2011). *Couples therapy for domestic violence.* Washington, DC: American Psychological Association.

Stith, S.M., McCollum, E.E., Rosen, K.H., Locke, L.D. & Goldberg, P.D. (2005). Domestic violence-focused couples treatment. In J.L. Lebow (Ed.), *Handbook of clinical family therapy* (pp. 406–430). Hoboken, NJ: Wiley.

Stith, S.M., Rosen, K.H. & McCollum, E.E. (2003). Effectiveness of couples treatment for spouse abuse. *Journal of Marital and Family Therapy, 29,* 407–426.

Stith, S.M., Rosen, K.H., McCollum, E.E. & Thomsen, C.J. (2004). Treating intimate partner violence within intact couple relationships: Outcomes of multi-couple versus individual couple therapy. *Journal of Marital and Family Therapy, 30*(3), 305–318. https://doi.org/10.1111/j.1752-0606.2004.tb01242.x

Stith, S.M., Topham, G.L., Spencer, C., Jones, B., Coburn, K., Kelly, L. & Langston, Z. (2022). Using systemic interventions to reduce intimate partner violence or child maltreatment: A systematic review of publications between 2010 and 2019. *Journal of Marital and Family Therapy, 48*(1), 231–250.

Stark, E. (2010). Do violent acts equal abuse? Resolving the gender parity/asymmetry dilemma. *Sex Roles, 62,* 201–211. https://doi.org/10.1007/s11199-009-9717-2

Straus, M.A. (1979). Measuring intrafamily conflict and violence: The Conflict Tactics (CT) Scales. *Journal of Marriage and the Family, 41*(1), 75–88. https://doi.org/10.2307/351733

Straus, M.A. (1999). The controversy over domestic violence by women: A methodological, theoretical, and sociology of science analysis. In X.B. Arriaga & S. Oskamp (Eds.), *Violence in intimate relationships* (pp. 17–44). Thousand Oaks, CA: Sage.

Straus, M.A. (2010). Thirty years of denying the evidence on gender symmetry in partner violence: Implications for prevention and treatment. *Partner Violence, 1*(3), 332–361.

Straus, M.A. (2011). Gender symmetry and mutuality in perpetration of clinical-level partner violence: Empirical evidence and implications for prevention and treatment. *Aggression and Violent Behavior, 16*(4), 279–288. https://doi.org/10.1016/j.avb.2011.04.010

Straus, M.A. & Gozjolko, K.L. (2016). Concordance between partners in "intimate terrorism": A comparison of two typologies. *Aggression and Violent Behavior, 29,* 55–60. https://doi.org/10.1016/j.avb.2016.06.003

Straus, M.A., Hamby, S.L., Boney-McCoy, S.U.E. & Sugarman, D.B. (1996). The revised Conflict Tactics Scales (CTS2) development and preliminary psychometric data. *Journal of Family Issues, 17*(3), 283–316. https://doi.org/10.1177/019251396017003001
Travers, Á., McDonagh, T., Cunningham, T., Armour, C. & Hansen, M. (2021). The effectiveness of interventions to prevent recidivism in perpetrators of intimate partner violence: A systematic review and meta-analysis. *Clinical Psychology Review, 84,* 101974. https://doi.org/10.1016/j.cpr.2021.101974
Ulloa, E.C. & Hammett, J.F. (2015). Temporal changes in intimate partner violence and relationship satisfaction. *Journal of Family Violence, 30,* 1093–1102. https://doi.org/10.1007/s10896-015-9744-4
Yllö, K. (1983). Sexual equality and violence against wives in American states. *Journal of Comparative Family Studies, 14*(1), 67–86. https://doi.org/10.3138/jcfs.14.1.67
Yu, R., Nevado-Holgado, A.J., Molero, Y., D'Onofrio, B.M., Larsson, H., Howard, L.M. et al. (2019). Mental disorders and intimate partner violence perpetrated by men towards women: A Swedish population-based longitudinal study. *PLoS Medicine, 16*(12), e1002995. https://doi.org/10.1371/journal.pmed.1002995
Walters, M.L., Breiding, M.J. & Chen, J. (2013). *The national intimate partner and sexual violence survey: 2010 findings on victimization by sexual orientation.* National Center for Injury Prevention and Control. Division of Violence Prevention.
Whitaker, D.J., Haileyesus, T., Swahn, M. & Saltzman, L.S. (2007). Differences in frequency of violence and reported injury between relationships with reciprocal and nonreciprocal intimate partner violence. *American Journal of Public Health, 97*(5), 941–947. https://doi.org/10.2105/AJPH.2005.079020
Widom, C.S. (1989). Child abuse, neglect, and adult behavior: Research design and findings on criminality, violence, and child abuse. *American Journal of Orthopsychiatry, 59*(3), 355–367. https://doi.org/10.1111/j.1939-0025.1989.tb01671.x
Williams, S. & Aldred, A. (2011). *Change Making: How we adopt new attitudes, beliefs and practices: Insights from the We Can campaign* (Evaluation report). Retrieved from https://policy-practice.oxfam.org/resources/change-making-how-we-adopt-new-attitudes-beliefs-and-practices-145255
Woodin, E.M. & O'Leary, K.D. (2010). A brief motivational intervention for physically aggressive dating couples. *Prevention Science, 11*(4), 371–383. https://doi.org/10.1007/s11121-010-0176-3
Zapata-Calvente, A.L., Megías, J.L., Maya, M. & Schoebi, D. (2019). Gender-related ideological and structural macrosocial factors associated with intimate partner violence against European women. *Psychology of Women Quarterly, 43*(3), 317–334.

8 Kompetenzziele und Lernkontrollfragen

Kompetenzziele

Folgendes Wissen und folgende Kompetenzen werden durch die Lektüre des Buches aufgebaut:

1. Kenntnis verschiedener Formen und Typologien von Gewalt bei Paaren, die in der Psychoedukation thematisiert werden können,
2. Kenntnis der Prävalenz von Gewalt bei Paaren bei unterschiedlichen Paarkonstellationen (jugendliche Paare, heterosexuelle, gleichgeschlechtliche Paare etc.), um den Paaren aufzeigen zu können, dass es sich insbesondere bei verbaler Gewalt um ein sehr häufiges Phänomen handelt,
3. Kenntnis verschiedener theoretischer Erklärungsmodelle zu Gewalt bei Paaren, um das eigene Vorgehen theoretisch einordnen zu können,
4. Kenntnis diagnostischer Möglichkeiten (funktionale Bedingungsanalyse und Fragebögen zur Erfassung von Gewalt bei Paaren sowie für deren Typologisierung),
5. Kenntnis der verschiedenen Möglichkeiten der Intervention bei Gewalt bei Paaren,
6. Verständnis der einzelnen Therapieelemente (Psychoedukation, Anti-Gewalt-Vertrag, Erhöhung der Positivität im Alltag, Förderung der emotionalen Selbstöffnung mittels SaGeBe-Methode, Durchbrechung der Gewaltspirale mit der SENF-Methode),
7. Verständnis der Wichtigkeit von Gewaltprophylaxe und Kenntnis von Möglichkeiten, wie dies umgesetzt werden kann,
8. Verständnis der Wichtigkeit von Repair-Gesprächen und Versöhnungsritualen und Kenntnis von Ideen zu deren Verwirklichung,
9. Wissen zur Wirksamkeit von Paartherapie, das ebenfalls psychoedukativ verwendet werden kann,
10. Vorbereitung auf Schwierigkeiten bei der Behandlung von Paaren mit Gewalterfahrung, um für spezifische Probleme sensibilisiert zu sein.

Lernkontrollfragen

1. Welche Form der Gewalt bei Paaren liegt vor, wenn der eine Partner dem anderen untersagt, einer bezahlten Erwerbstätigkeit nachzugehen?
   a) Soziale Gewalt
   b) Psychische Gewalt
   c) Ökonomische Gewalt
   d) Vernachlässigung

2. Um welchen Typ Gewalt handelt es sich, wenn in einer Partnerschaft, in der bislang nie gestritten wurde, auf einmal Gewalt auftritt?
   a) Typ A
   b) Typ B
   c) Typ C
   d) Typ D

3. Stimmt es, dass physische Gewalt höher gegenüber Frauen als Männern ist?
   a) Das stimmt, Männer sind allgemein gewalttätiger gegenüber Frauen als umgekehrt.
   b) Ja, es stimmt, wenn man Polizeirapporte, Krankenhausakten oder Frauenhausrapporte als Datenquelle nimmt.
   c) Ja, das stimmt, aber nur bei jungen Paaren.
   d) Nein, das stimmt nicht, Frauen sind genauso gewalttätig, jedoch nur reaktiv im Sinne der Selbstverteidigung.

4. Welcher theoretische Ansatz geht von einem einseitigen Opfer-Täter-Verständnis aus?
   a) Soziokultureller Ansatz
   b) Dyadischer Ansatz
   c) Sozial-lerntheoretischer Ansatz
   d) Ökologischer Ansatz

5. Ist es richtig, dass ein Anti-Gewalt-Vertrag in der Regel nur mit dem gewalttätigen Partner/der gewalttätigen Partnerin geschlossen wird?
   a) Ja, diese Person ist ja auch das Problem und muss künftig auf Gewalt verzichten, was im Vertrag festgelegt wird.
   b) Nein, beide Partner:innen sollen einen Anti-Gewalt-Vertrag ausfüllen, da beim Gewalt-Typ A und B auch beide zur Gewalt beitragen.
   c) Je nach Fall wird entschieden, ob nur ein bzw. eine Partner:in oder beide den Anti-Gewalt-Vertrag ausfüllen sollen.
   d) Es ist unsinnig, einen Vertrag abzuschließen, das bringt nichts.

6. Welches ist eine Sprecher:innen-Regel?
   a) Ruhe bewahren
   b) Auf laute Stimme verzichten
   c) Konkrete Situationen und konkretes Verhalten ansprechen
   d) Sich entschuldigen

7. Was versteht man unter Coaching innerhalb des Prompting als therapeutische Technik bei der SaGeBe-Methode?
   a) Konkrete Anweisungen und Hilfestellungen bei der Gefühlsäußerung, indem spezifische Gefühle angeboten werden.
   b) Verstärkung der Person bei deren Anwendung der entsprechenden Kommunikationsregeln.

c) Hinweis auf Regeln als Hilfestellung für die Partner:innen.
d) Interpretation und Deutung von Gefühlen durch Therapeut:in zur besseren Einordnung im Zusammenhang mit Gewalt.

8. Wann wendet man die SENF-Methode an?
a) Zur Durchbrechung der Gewaltspirale während eines Konflikts.
b) Als Diagnostik zum besseren Verständnis des Gewalttyps innerhalb der Paarbeziehung.
c) Zur Förderung des Verzeihens und der Versöhnung.
d) Die SENF-Methode ist eine Technik, um die Alltagspositivität innerhalb der Paarbeziehung zu erhöhen.

Beantworten Sie die hier abgedruckten Lernkontrollfragen in unserem Continuing Education Portal und sammeln Sie einfach und bequem Fortbildungspunkte der Kategorie D für Fachkräfte im Bereich Psychotherapie (CE). Der Zugang zu zertifizierten Online-Fortbildungen steht Ihnen rund um die Uhr zur Verfügung. Mehr Informationen zu diesem kostenpflichtigen Service finden Sie unter: ce.hogrefe.com

9 Anhang

Fragebogen zu Gewalt innerhalb der Partnerschaft (FGP)[4]						1/3
	Wie oft hat *Ihr Partner* bzw. *Ihre Partnerin* dieses Verhalten in den letzten 12 Monaten gezeigt?			Wie oft haben *Sie* dieses Verhalten in den letzten 12 Monaten gezeigt?		
Körperliche Gewalt	nie	einmal	zweimal und häufiger	nie	einmal	zweimal und häufiger
1. Partner:in grob anfassen, packen, schütteln	☐	☐	☐	☐	☐	☐
2. Partner:in schubsen, stoßen	☐	☐	☐	☐	☐	☐
3. Partner:in an den Haaren ziehen	☐	☐	☐	☐	☐	☐
4. Partner:in ohrfeigen, schlagen	☐	☐	☐	☐	☐	☐
5. Partner:in mit dem Fuß treten	☐	☐	☐	☐	☐	☐
6. Partner:in beißen	☐	☐	☐	☐	☐	☐
7. Partner:in würgen, in den Schwitzkasten nehmen	☐	☐	☐	☐	☐	☐
8. Partner:in kratzen, klemmen	☐	☐	☐	☐	☐	☐
9. Partner:in anspucken	☐	☐	☐	☐	☐	☐
10. Etwas herumwerfen, zerschmettern, zerbrechen, zerschlagen oder mit dem Fuß gegen etwas stoßen	☐	☐	☐	☐	☐	☐
11. Partner:in mit etwas bewerfen (z. B. Tasse)	☐	☐	☐	☐	☐	☐
12. Partner:in mit der Hand oder Faust schlagen	☐	☐	☐	☐	☐	☐
13. Partner:in mit Gegenständen bedrohen (spitze Gegenstände, Waffen, brennende Zigarette etc.)	☐	☐	☐	☐	☐	☐
14. Partner:in fesseln oder einsperren	☐	☐	☐	☐	☐	☐
15. Partner:in verprügeln	☐	☐	☐	☐	☐	☐
16. Partner:in verbrennen, verbrühen, Zigarette auf Haut ausdrücken	☐	☐	☐	☐	☐	☐
17. Partner:in mit einer Waffe oder mit einem Messer bedrohen	☐	☐	☐	☐	☐	☐
18. Partner:in mit einem Messer oder einer Waffe verletzen	☐	☐	☐	☐	☐	☐

4 © Bodenmann, Keller und Jordi (2003). Abdruck erfolgt mit Genehmigung der Autoren.

Fragebogen zu Gewalt innerhalb der Partnerschaft (FGP)					2/3
Psychische Gewalt	**nie/ selten**	**manch-mal**	**oft**	**sehr oft**	**immer**
19. Partner:in erniedrigen, abwerten, beleidigen, kränken	☐	☐	☐	☐	☐
20. Partner:in lächerlich machen, verspotten, vor anderen bloßstellen	☐	☐	☐	☐	☐
21. Partner:in übermäßig kritisieren, abwerten	☐	☐	☐	☐	☐
22. Partner:in absichtlich ignorieren, wie Luft behandeln	☐	☐	☐	☐	☐
23. Partner:in vor anderen Personen demütigen	☐	☐	☐	☐	☐
24. Partner:in beleidigen oder beschimpfen	☐	☐	☐	☐	☐
25. Mit der Scheidung oder dem Verlassen drohen	☐	☐	☐	☐	☐
26. Partner:in unterdrücken, ihm/ihr eigene Meinung aufzwingen	☐	☐	☐	☐	☐
27. Partner:in mit Zerstörung von Dingen drohen, die für ihn/sie wichtig sind	☐	☐	☐	☐	☐
28. Partner:in stalken, verfolgen	☐	☐	☐	☐	☐
Sexuelle Gewalt	**nie/ selten**	**manch-mal**	**oft**	**sehr oft**	**immer**
29. Partner:in sexuelle Unzulänglichkeit vorwerfen	☐	☐	☐	☐	☐
30. Sich Partner:in sexuell verweigern	☐	☐	☐	☐	☐
31. Partner:in zu sexuellen Praktiken zwingen, die er/sie nicht wünscht	☐	☐	☐	☐	☐
32. Mit anderen Personen sexuell verkehren, um Partner:in zu verletzen	☐	☐	☐	☐	☐
33. Partner:in sexuell belästigen, nötigen, vergewaltigen	☐	☐	☐	☐	☐

Fragebogen zu Gewalt innerhalb der Partnerschaft (FGP)						3/3
Reaktionen nach der Gewalt		**nie/ selten**	**manch- mal**	**oft**	**sehr oft**	**immer**
34. Wenn Sie gewalttätig waren, verspüren Sie danach Reue, Scham, Schuldgefühle?		☐	☐	☐	☐	☐
35. Empfinden Sie Mitleid/Empathie mit Partner:in, wenn Sie gewalttätig gegenüber ihm/ihr waren?		☐	☐	☐	☐	☐
36. Nehmen Sie sich nach der Gewalt vor, es nicht mehr zu tun?		☐	☐	☐	☐	☐
37. Von wem ging die Gewalt aus, wer hat sie initiiert?	Partner:in	☐	☐	☐	☐	☐
	Ich	☐	☐	☐	☐	☐
	Beide (wir schaukeln uns gegenseitig hoch)	☐	☐	☐	☐	☐
38. Wenn Sie gewalttätig sind: Sind Sie dann	sehr erregt, aufgebracht, außer sich vor Wut	☐	☐	☐	☐	☐
	emotional unbeteiligt, nüchtern, gefühlskalt	☐	☐	☐	☐	☐
	unterschiedlich, je nach Situation	☐	☐	☐	☐	☐
39. Wenn Ihr Partner/ Ihre Partnerin gewalttätig ist: Ist er/ sie dann	sehr erregt, aufgebracht, außer sich vor Wut	☐	☐	☐	☐	☐
	emotional unbeteiligt, nüchtern, gefühlskalt	☐	☐	☐	☐	☐
	unterschiedlich, je nach Situation	☐	☐	☐	☐	☐